Langenscheidt

Arzt-Deutsch
Deutsch-Arzt

Lachen, wenn der Arzt kommt

von Dr. Eckart von Hirschhausen

Langenscheidt

Berlin · München · Wien · Zürich · New York

Impressum

Langenscheidt Arzt-Deutsch / Deutsch-Arzt
von Dr. Eckart von Hirschhausen

Layout: Meißner & Reisser GbR
Cartoons: © Erich Rauschenbach
Titelfoto: Markus Hauschild

Der Autor:
Dr. Eckart von Hirschhausen, 1967 in Frankfurt geboren, studierte Medizin und Wissenschaftsjournalismus. Seit über 15 Jahren ist er als Kabarettist, Humortrainer, Redner und Autor präsent. Sein Markenzeichen: intelligenter Witz mit nachhaltigen Botschaften. Er ist bekannt aus Radio- und TV-Sendungen wie »Quatsch Comedy Club« und »Genial Daneben«.
Unter dem Motto: »Humor hilft heilen« gründete er »Rote Nasen Deutschland e.V.« und bringt Clowns in Krankenhäuser.
Eckart von Hirschhausen lebt in Berlin.
www.hirschhausen.com

Umwelthinweis: gedruckt auf chlorfrei gebleichtem Papier

Satz: Franzis print & media GmbH, München
Druck: Kösel, Krugzell; Printed in Germany
ISBN 978-3-468-73177-8
www.langenscheidt.de

2. 3. 4. 5. 11 10 09 08 07

Inhalt

Vorwort 4

Ich glaub, ich hab was!
Symptom-Check zu Hause 7

Was redet der da?
Grundkurs Arztsprache 17

Zu wem gehe ich zuerst?
Beim Hausarzt 35

Was macht der da mit mir?
Untersuchungen 45

Wer kann das besser?
Fachärzte 59
- Untenrum: Urologen und Frauenärzte 60
- Innere: Herz, Lunge, Darm und Drüsen 72
- Äußere: Haut und Haare 85
- Alles, was nervt: Psychiater und Neurologen 89

Wer ist wer in der Klinik?
Halbgötter, Halbengel & Halbstarke 97

Das soll helfen?
Apotheke und Beipackzettel 115

Nachwort 126

Vorwort

Hatten Sie als Kind auch Ihre eigene Geheimsprache? Meiner Schwester und mir hat es großen Spaß gemacht, Wörter so zu verdrehen, dass keiner außer uns wusste, was damit gemeint war. Später entdeckte ich, dass es auch Erwachsene gibt, die mit geradezu kindlicher Freude Geheimsprache sprechen: Ärzte. Und ich wurde einer von ihnen. Ich studierte nach dem Medizinexamen noch Journalismus. Sechs Jahre lang hatte ich trainiert, mich unverständlich auszudrücken, und nun sollte ich plötzlich die Dinge so sagen, dass sie jeder Leser oder Fernsehzuschauer versteht. Aus dieser professionellen Verwirrtheit machte ich einen neuen Beruf: Medizinischer Kabarettist.

Was Ihnen dieses Buch nutzen kann:

Auch wenn ich Gefahr laufe, den Zorn aller Doktoren auf mich zu ziehen, werde ich Ihnen die wichtigsten Vokabeln und Regeln der ärztlichen Fachsprache verraten. In wenigen Stunden sind Sie in der Lage

- zu verstehen, was Ihr Arzt sagt,
- zu verstehen, wenn er eigentlich nichts sagt,
- und mit neuen Ausdrücken im Wartezimmer, Fitness-Studio und daheim ungeheuren Eindruck zu schinden!

Ab jetzt wissen Sie, was gespielt wird. Und Sie können mitspielen!

Sie können dieses Buch vor oder nach den Mahlzeiten zu sich nehmen. Wenn Sie abnehmen wollen, auch anstelle einer Mahlzeit. Die Dosierung bestimmen Sie selbst. Einzige bekannte Nebenwirkung: Sie verstehen plötzlich mehr von der Medizin, als Ihnen und Ihrem Arzt lieb ist.

Dieses Buch erklärt nicht nur Wörter, sondern auch die wichtigsten nonverbalen Signale wie Kittel, Wartezeiten und disziplinarische Einläufe.
Die Erläuterungen sind nicht immer wörtlich, sondern sinngemäß. Manchmal sind sie auch unsinngemäß. Den Unterschied finden Sie heraus. Was am unsinnigsten klingt, ist echt; darauf können Sie sich verlassen.

Liebe LeserInnen, ÄrztInnen und PatientInnen,
wenn ich auf Deutsch durchweg die männliche Form verwende, liegt es daran, dass man sich erstens sehr viel leichter über männliche Macken und Macker lustig machen kann und dass zweitens für alle das Resultat lesbarer ist. Meine Hochachtung der besseren Hälfte der Menschheit und insbesondere den MenschheitshelferInnen gegenüber ist davon ungetrübt.

Viel Freude mit den geheimsten Geheimnissen der ärztlichen Zunft!

Ihr

Eckart v. Hirschhausen

Dank

Meinen Eltern, dass sie mir das Leben ermöglicht haben, meiner Managerin Susanne Herbert, dass sie mir dieses Buch ermöglicht hat,
allen, die mein Medizinstudium ermöglicht haben:

Herzlichen Dank – Es war nicht umsonst!

PS: Ihre Krankheit, Ihr Lieblingsausdruck fehlt? Für schöne Anregungen, Ideen und Anekdoten bin ich sehr dankbar. Bitte direkt über www.hirschhausen.com.

PPS: Liebe Kollegen, ich freue mich sehr, dass auch Sie dieses Buch lesen. Zwangsläufig fehlen viele Bereiche und Begriffe. Ich entschuldige mich bei allen Organen, Verbänden und Leistungsträgern, die unzureichend gewürdigt sind.

Haftungsausschluss

Dieses Buch ist nicht immer ernst gemeint.
Dieses Buch ersetzt keinen Besuch beim Arzt!
Viele Ärzte sind besser als in diesem Buch beschrieben, 49,9% sind sogar besser als der Durchschnitt!
Lachen Sie über die schlechten und empfehlen Sie die guten weiter.

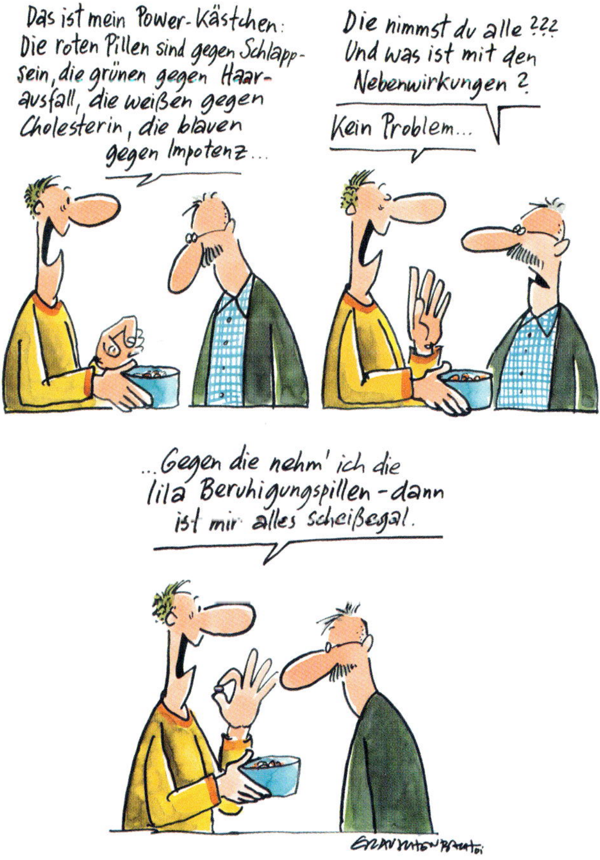
Das ist mein Power-Kästchen: Die roten Pillen sind gegen Schlapp-sein, die grünen gegen Haarausfall, die weißen gegen Cholesterin, die blauen gegen Impotenz ...
Die nimmst du alle ??? Und was ist mit den Nebenwirkungen ?
Kein Problem ...
... Gegen die nehm' ich die lila Beruhigungspillen – dann ist mir alles scheißegal.

Die erste zentrale Frage: Hab ich was? Ist es etwas Ernstes? Muss ich überhaupt zum Arzt? Es gibt Menschen, die gehen zum Arzt, wenn sie etwas haben, andere gehen, wenn ihnen etwas fehlt. Noch andere sind stolz darauf, dass sie nie zum Arzt gehen. Allen kann geholfen werden. In welche Gruppe gehören Sie?

Schnelltest für Hypochonder

Erkennen Sie eines der folgenden Zeichen an sich? Oder alle?

❑ **Körpertemperatur**
Ich messe mehrmals täglich an jeder zur Verfügung stehenden Körperöffnung. Ich achte penibel auf die Reihenfolge. Erst im Mund. Abweichungen der Messergebnisse um 0,1 Grad sind für mich höchst alarmierend. Ist die Temperatur nicht erhöht, trinke ich etwas Heißes und messe gleich noch mal.

❑ **Körpermasse**
Wenn ich morgens beim dritten Gewichtscheck 100 Gramm weniger habe als bei den ersten beiden, kann ein Tumor dahinterstecken, der mich von innen auffrisst. Es könnte auch daran liegen, dass ich zwischendurch auf der Toilette war, aber das scheint mir unwahrscheinlich. Dem Arzt sage ich besser gleich die ungeschminkte Wahrheit: ein dramatischer und unerklärlicher Gewichtsverlust.

❑ Schmerzen

Jeder Schmerz ist ein Hilferuf meines Körpers, der gehört werden will. Deshalb horche ich mehrfach am Tag in mich hinein. Hinter jedem Kopfschmerz kann sich eine neurologische Krankheit verbergen. Egal, was das Computertomogramm letzte Woche ergeben hat.

❑ Keine Schmerzen

Ich spüre gerade nichts Alarmierendes – nichts wie zum Arzt! Gefühllosigkeit ist ja oft Zeichen einer Depression oder, wie ich aus meinem Internetforum weiß, einer Polyneuropathie. Daran muss ich meinen Arzt unbedingt erinnern!

❑ Haut

Eine Talgdrüse ist verstopft und entzündet. Das kann ganz schnell zu einer Blutvergiftung im ganzen Körper führen.

Ich binde fachgemäß die Blutzufuhr mit Druckverband ab, bis sich die Farbe von Pickel und Haut angleicht. Dann rufe ich den Rettungswagen.

❑ Herz

Mein Puls wechselt im Laufe des Tages mehrfach die Geschwindigkeit. Das ist schon fast eine Herzrhythmusstörung. Ich gehe sofort in Behandlung, damit der plötzliche Herztod in der Arztpraxis eintritt, wo fachgerecht reanimiert werden kann.

❑ Hirn

Wie hieß der Typ, den ich vor einem halben Jahr mal flüchtig auf einer Party kennengelernt habe? So beginnt die Demenz. Ich rufe die Feuerwehr. Verdammt – wie war noch mal die Nummer?

❑ Gehör

Dieses seltsame Klingeln im Ohr? Es könnte vom Handy kommen. Aber um einen Tinnitus sicher auszuschließen, lieber gleich zum HNO-Arzt. Der freut sich schon auf meinen Besuch. Am besten, ich klingel vorher noch mal durch!

❑ Ausscheidungen

Verstopft, und das schon seit mehreren Stunden? Da reicht kein Einlauf. Gleich die Feuerwehr: Ich verlange ein C-Rohr!

AUSWERTUNG

Sie haben eines oder gar mehrere Kästchen angekreuzt? Beschäftigen Sie sich zur Abwechslung mal nicht mit dem eigenen, sondern mit dem Körper eines anderen Menschen. Oder lesen Sie ein gutes Buch, aber kein medizinisches!

Schnelltest für Arztverweigerer

(die besonders harten Typen, die in der Selbstwahrnehmung nicht so geschult sind)

Können Sie auch nur eines der folgenden Zeichen an sich feststellen? Kreuzen Sie an!

❑ **Körpertemperatur**

Die Skala an meinem Fieberthermometer reicht nicht mehr aus, um die Temperatur anzuzeigen?
Ich brauche keinen Arzt, sondern setze mich erst mal in den Kühlschrank.

❑ **Körpermasse**

Mein Bauchumfang hat seit neun Monaten kontinuierlich zugenommen, außerdem sind meine Brüste größer geworden?
Tipp: Als Frau – Kein Grund zur Panik, der Bauch geht wieder weg. Im nächsten Monat sind Sie spontan mehrere Kilo leichter!
Als Mann – Grund zur Panik, der Bauch bleibt, Ihre Frau ist bald weg.

❑ **Schmerzen**

Ich habe so starke Schmerzen, dass ich nicht einmal mehr in Ruhe fernsehen kann.

Meine Sofortmaßnahme: 2 Aspirin und RTL 2.
Diagnose: Wenn Sie dieses Programm länger als 30 Minuten ertragen, haben Sie etwas Ernstes.

❑ Keine Schmerzen

Sie haben gar keine Schmerzen, sind aber über 50 Jahre?
Diagnose: Sie sind entweder bewusstlos oder tot. Holen Sie eine zweite Meinung ein.

❑ Haut

Meine Haut ist in letzter Zeit so komisch?
Veränderungen der Farbe sind nicht normal. Rot ist weniger schlimm als Blau oder Grün. Wird ein Teil schwarz, müssen Sie nicht zum Arzt; das fällt auch von alleine bald ab. Achten Sie also insbesondere als harter Mann einmal monatlich auf Einschusslöcher, Stichverletzungen oder Knochen, die aus der Haut herausschauen. Tipp: Tatoo drumherum stechen lassen, optisch integrieren.

❑ Extremitäten und Körperanhangsgebilde

Ich bin gestürzt, hatte einen kleineren Unfall? Ich fühle mich nicht ganz ganz?
Tipp: Zur schnellen Orientierung, ob noch alles am Körper dran ist, gilt die Faustregel: alles in der Mitte einmal, an der Seite zweimal. Ein Kopf, zwei Arme, zwei Beine. Zwischen den Beinen für Männer die gleiche Regel: alles in der Mitte einmal, seitlich davon zweimal …
Bei groben Abweichungen: zum Unfallchirurgen.

❑ Hirn

Sie wissen gerade nicht, woher Sie kommen und wer Sie sind?

Tipp. Eine grobe zeitliche und räumliche Orientierung sollte zwei Tage nach einer Party wiederhergestellt sein. Falls nicht: Besuchen Sie an der Volkshochschule »Existenzialphilosophie für Anfänger«. Wenn es nach einem Semester nicht besser wird, besuchen Sie einen Neurologen oder Psychiater.

❑ Gehör

Sie hören Stimmen, obwohl keiner sonst im Raum ist?

Tipp: Stellen Sie Ihren Fernseher leiser. Wenn die Stimmen Sie weiter verfolgen, gehen Sie zu einem Psychiater. Auch wenn die Stimmen Ihnen davon abraten. Das gehört dazu.

❑ Ausscheidungen

Was oben reingeht, muss auch unten irgendwie wieder raus. Starke Abweichungen von dieser Regel sollten alarmieren. Alles, was Sie darüber wissen müssen, haben Sie schon im Kindergarten gelernt.

AUSWERTUNG

Sie haben etwas angekreuzt? Jetzt heißt es stark sein. Sie müssen zum Arzt! Noch in diesem Jahr.

Ich will was Besonderes!

Die schönsten Eigennamen und Syndrome

Sie sind weder der eine noch der andere Typ? Für Patienten mit ausgeprägtem Wunsch nach Ausgefallenem hier eine kleine Liste kurioser Ausfallerscheinungen und Fallgeschichten.
Vielleicht ist jetzt etwas Passendes für Sie dabei:

MERKE So wie der Dieselkraftstoff an den Ingenieur Rudolf Diesel erinnert, so haben sich viele bedeutende Ärzte in Syndromen oder eigenen Krankheiten verewigt. Unsterblich wird, wer an etwas Seltsamem stirbt, oder wer dies als Erster beschreibt. Länger hat man von der zweiten Variante, Morbus (die Krankheit) plus Eigenname.

Morbus Alzheimer wurde von Alois Alzheimer zuerst dokumentiert und wird auch in Zukunft nicht in Vergessenheit geraten, ebenso wenig wie James Parkinsons Schüttellähmung. Konrad Röntgen hat es sogar bis zum Verb geschafft: röntgen. Nicht auszudenken, er hätte Leutheusser-Schnarrenberger geheißen.

Aber auch die Moderne hat ihre Tücken. Eine kleine Auswahl kurioser Phänomene der Neuzeit:

Anarchistischer Arm oder **Dr. Strangelove-Syndrom**
Erinnern Sie sich an den Film »Dr. Seltsam«? Peter Sellers kämpfte mit seinem Arm, der sich ständig zum Hitlergruß heben wollte. Ebenso gibt es Patienten, deren Arm ohne Kontrolle dumme Sachen macht: von sich selber würgen, in fremde Pos kneifen bis masturbieren in aller Öffentlichkeit. Wirklich seltsam – von seinem eigenen Arm auf den Arm genommen zu werden.

Chinarestaurant-Syndrom
Taubheit oder Brennen im Mund, Hitzewallungen und Schweißausbrüche – Sie meinen, das gehört zu einem Besuch beim Chinesen einfach dazu? Einige empfindliche Menschen reagieren auf den Geschmacksverstärker Glutamat so heftig, dass sie kaum mehr atmen und antworten können, wenn es heißt: »Hatte smekt?«

Friseursalon-Syndrom
Schlaganfall nach dem Haarewaschen beim Friseur! Besonders bei älteren Kundinnen führt das Abknicken des Kopfes nach hinten zur Minderdurchblutung. Waschen-Legen-Föhnen besser mit Vorsicht. Es reicht ja, wenn andere durch den Anblick der Frisur der Schlag trifft.

Hyperventilations-Syndrom
neudeutsch: Morbus-Tokio-Hotel. Zu wenig atmen ist nicht gut, zu viel aber auch nicht. Das Kreischen und

Hecheln beim Anblick vermeintlicher Stars. Die Teenies werden ohnmächtig, was aber angesichts derartiger Musik bei solchen Konzerten auch als gesunde Schutzreaktion des Körpers gewertet werden kann.

Jogger-Nippel

Entzündung der Brustwarze durch reibende Sportkleidung. Bei Männern oft das erste Mal, dass sie dort etwas empfinden: Schmerz!

Korsakow-Psychose

Alkohol ruiniert nicht nur die Leber, sondern auch das Hirn. Bei Korsakow »konfabuliert« der Patient. Er erzählt fantastisch tragisch-komische Geschichten. Er kann sie aber nicht wiederholen. Ein einmaliges Erlebnis. Echtes Seemannsgarn. »Ich trinke nur noch Klare, damit es meine Leber nicht sieht.«

Postkoitale Amnesie

Vorübergehender Gedächtnisverlust nach Geschlechtsverkehr. Weil Sex den ganzen Körper fordert, bleibt für das Gehirn nicht so viel Blut über. Seien wir ehrlich: ohne Hirn geht es sowieso besser. Die längere Phase der Orientierungslosigkeit danach kann ernsthafte Folgen haben, von Straßenverkehrsunfällen bis hin zu der fiesen Frage: »Wo bin ich und warum?«

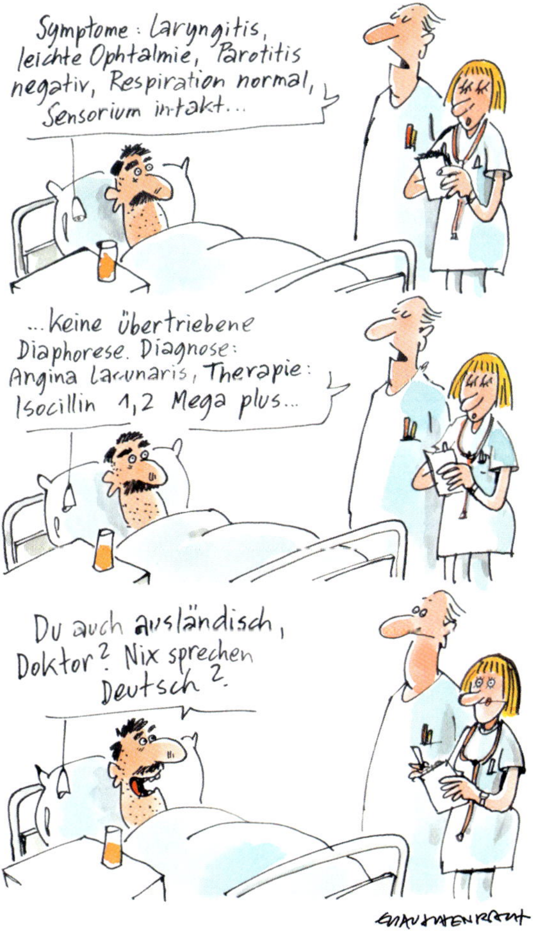
Symptome: Laryngitis, leichte Ophtalmie, Parotitis negativ, Respiration normal, Sensorium intakt...
...keine übertriebene Diaphorese. Diagnose: Angina lacunaris, Therapie: Isocillin 1,2 Mega plus...
Du auch ausländisch, Doktor? Nix sprechen Deutsch?

Warum reden die meisten Ärzte so, wie die meisten Ärzte? Wie genau verläuft die Arztwerdung des Menschen? Was passiert da mit den jungen und idealistischen Studienplatzinhabern, dass sie keine sechs Jahre später nichts mehr auf Deutsch sagen können?

Das Allererste, was ein Medizinstudent gleich im ersten Semester lernt, ist das Fach Terminologie. Offensichtlich ist es das Wichtigste, die Schlüsselqualifikation für alles Weitere: Er lernt, sich systematisch unverständlich auszudrücken. Soll ein Philosophiestudent ein Telefonbuch auswendig lernen, wird er fragen: »Warum?« Ein Medizinstudent fragt nur: »Bis wann?« Und so lernt er auch brav für alles, was er bis dahin gut auf Deutsch hatte erklären können, ein griechisches und ein lateinisches Fremdwort. Die Stundenten lernen zwei tote Sprachen, um dem Wunder des Lebens Ausdruck zu verleihen.
Hätte nicht eine tote Sprache ausgereicht? Nein, denn als Arzt ist man immer wieder mal mit seinem Latein am Ende, und dann kann man auf Altgriechisch weitermachen.

Die Terminologie dient eigentlich dazu, sich mit anderen Ärzten zu unterhalten, in Gegenwart von Menschen, die nicht wissen sollen, was mit ihnen los ist. Und das funktioniert wunderbar, weltweit. Jeder Arzt hat diesen grünen Wälzer im Schrank stehen: den Pschyrembel, das »Klinische Wörterbuch«. So unaussprechlich wie unentbehrlich. Ab und an schaut er da auch rein; natürlich nie, wenn Sie gerade vor ihm sitzen. Aber wenn der Arzt sich dabei ertappt, immer das Gleiche zu diagnostizieren, dann sucht er dort Rat für neue Formulierungen und ein paar originellere Krankheiten.

TIPP Schauen Sie doch mal, welche Auflage des »Klinischen Wörterbuchs« bei Ihrem Doktor steht. Denn jeder kauft sich das nur einmal, im ersten Semester. Aktuell ist die 260. Auflage. Und wenn dort die 150. steht, dann grüßen Sie ihn herzlich von mir, und fragen Sie nebenbei: »Mensch, Sie müssen doch noch Robert Koch erlebt haben. Wie war der denn so?«

So sehr sich die Patienten über unverständliche Diagnosen aufregen, so gerne verwenden sie ihrerseits dann die Terminologie gegenüber Dritten. Mir unvergessen ist ein Patient der Inneren, der wegen unklarer Beschwerden eine Woche lang stationär abgeklärt wurde. Auf dem Gang sprach er mich an: »Doktor, mal ganz ehrlich, was ist mit mir los?«
Ich witterte meine Chance: »Wenn ich ganz ehrlich bin: Sie sind kerngesund, Sie sind einfach nur ein fauler Sack.«
Darauf der Patient: »Ich hab schon seit Wochen befürchtet, dass es so was sein könnte. Aber hätten Sie das Ganze noch mal auf Latein, dann kann ich es auch meiner Frau erklären!«

Die geheimen Regeln der Arztsprache

Die medizinische Fachsprache besteht aus 200.000 Begriffen, aber diese sind aus einer relativ überschaubaren Anzahl von Grundelementen zusammengesetzt. So verliert auch das schlimmste Wortungetüm seinen Schrecken, wenn man es in seine Einzelteile zerlegt.
Hier ein Beispiel:

Arzt	Deutsch
ERCP – endoskopische retrograde Cholangiopankreatikografie	
endo	innen
skop	reingucken
retrograd	von hinten
Chol	Galle
Angio	Gefäß
Pankreatiko	Bauchspeicheldrüse
Grafie	Darstellung

Von hinten nach vorne entschlüsselt: Darstellung der Bauchspeicheldrüse und der Gallengänge, indem man gegen die Fahrtrichtung einen Reingucker in den Patienten schiebt!

Also, frisch ans Werk. Ein paar Vokabeln, und dann kann man jeden Baustein mit jedem anderen verbinden. Egal ob Lateinisch, Griechisch oder Arabisch. Und fertig ist das Fachchinesisch!

Prinzip 1: Schlaue Silben vorneweg

hyper-	zu viel des Guten, »drüber«
hyper-aktiv	Das Kind geht auf den Sack, alle anderen gehen auf dem Zahnfleisch.
Hyper-trophie	Keine besonders große Trophäe, sondern schlicht: zu groß geraten, überzüchtet. Beispiel: Pamela Anderson hat eine iatrogene (vom Arzt verursachte) Mamma-Hypertrophie. Klingt doch gleich viel respektabler als »Boah…!«
hypo-	zu wenig, »drunter«
Hypo-tonie	Zu niedriger Blutdruck. Beim Muskel: zu schlapp.
Hypo-glykämie	wörtlich: zu wenig Glück im Blut. Gemeint ist aber unterzuckert, zu wenig Glucose (Blutzucker). Diabetiker reden gerne von ihrer letzten Hypo und meinen kein Nilpferd.

FÜR DEN ALLTAG

Hype	Alles, was gerade übermäßig angesagt ist.
Hypo-thek	Unter der Theke. Im Finanzbereich: unterfinanziert. Zahlt man eine Hypothek nicht hypertroph verzinst zurück, wird der Umgangston mit der Bank hypotherm – sprich: unterkühlt.
Re-	noch mal, wieder
Re-animation	Die Lebensgeister wieder einhauchen, bevorzugt durch den Mund. (Bei Liebespaaren wird eine ähnliche Technik der Mund-zu-Mund-Beatmung zum Entfachen der Leidenschaft praktiziert.)

MERKE Re-animation grundsätzlich ohne Zunge!

Wie schnell die »Rea« durchgeführt wird, entscheidet gleichzeitig über die Dauer der Re-Ha.
(Re-Habilitation: Fähigkeiten wieder aufbauen. Nicht das Gegenteil von Habilitation.)

Misslingt eine Re-animation, hofft man auf die Re-Inkarnation.

ÜBUNG

Versuchen Sie jetzt, Ihr Umfeld mit den neu erlernten Silben zu beeindrucken.

Re-Duzierung	Man kehrt wieder zu der Anrede aus Kindertagen zurück.
Re-Torte	Immer wieder noch ein Stück vom Kuchen haben wollen.

In seltenen Fällen wird das Re auch nachgestellt. Z. B. bei Kartoffelpü-

a-	zum Ausdruck des Gegenteils, ähnlich wie das deutsche un-.
a-typisch	ist also un-typisch.
a-phon	ist jemand, dem es die Stimme verschlagen hat. Da hilft auch kein Mikro-phon.
a-symptomatisch	ohne Symptome. »Der Infekt verlief asymptomatisch« heißt also: »Hat man nix von merken können.«
A-Systole	Kein Herzschlag. Auf Dauer ungünstig. (→ Re-animation, S. 22.)

MERKE A-ffairen im Krankenhaus sind weder a-typisch, noch a-sexuell. Mehr Versionen als A-Versionen!

anti-	gegen
Anti-Körper	Abwehrstoffe gegen Fremdkörper
multi-	lateinisch für viele. Wie multi-kulti.
multi-faktoriell	Hat viele Ursachen. Sprich: »Ich kenne keine greifbare Ursache, deshalb gebe ich mal gleich vielen die Schuld.«
poly-	viele. Gleichbedeutend mit multi-, nur bedeutungsvoller.
Poly-arthritis	viele entzündete Gelenke. Also Rheuma
Poly-gamie	viele Frauen
Poly-zei	Form von grünen Beamten, die immer mindestens zu zweit sind.
Poly-morph	viele Erscheinungsformen. Sehr schönes Füllwort.
supra-	obenauf. Das Gegenteil von:
infra-	untendrunter.

MERKE Untendrunter kann super sein, aber nie supra!

Prinzip 2: Schlaue Silbe hintendran

So wie man im Deutschen aus jeder Tätigkeit ein Hauptwort machen kann, indem man -ung anhängt, lernen Sie jetzt die Bild-ung von Arztdeutsch durch verschiedene sogenannte Suffixe, sprich angehängte Silben. Das geht so einfach und schnell, dass es selbst noch im Suff fix geht.

-itis	entzündlich, Entzündung
Hepat-itis	Hepar = Leber. Also Leber-Entzündung
Rhin-itis	Rhin = Nase. Also Nasen-Entzündung. Klingt viel bedeutsamer als Schnupfen.
Kerzitis	enzündete Kerze. Häufig zur Weihnachtszeit.

MERKE Rach-itis ist keine Rachen-Entzündung!

VORSICHT Cellul-itis – wörtlich: Zell-Entzündung. Ist natürlich keine Krankheit, aber wenn man es zu einer behandelbaren Krankheit erklärt, kann man leichter die Gegenmittel verkaufen. Unter uns: Gegen die erbliche Anlage kommt keine Creme an. Wie bei Orangen hilft auch bei Orangenhaut nur schälen oder auspressen. Weil beides am Oberschenkel nicht geht, blüht der Unsinn und die Kosmetikindustrie. Die Natur meint es eigentlich nur gut mit den Betroffenen, zumeist Frauen, und gibt ihnen eine Extraportion Unterhautfettgewebe mit, für härtere Zeiten. Dieses Depot ist auch das letzte, was der Körper wieder hergibt. Bei Diäten wird eher das Polster am Busen eingeschmolzen als die »Reiterhose«. Brüste sind für den Körper nicht überlebensnotwendig, sie sind mehr so eine Öffentlichkeitsarbeit, die im Notfall auch wegfallen kann.

-ose	Macht aus allem eine Krankheit. Beispiel: Ein Tuberkel unter dem Mikroskop schadet nichts, in der Lunge macht es eine Krankheit, die Tuberkul-ose.
Diagn-ose	Diagn- bedeutet »Durchblick, Erkenntnis«. Und die krankhafte Überzeugung, gerade den Durchblick zu haben: Diagn-ose.
Fehl-Diagn-ose	Die erste falsche Idee wird durch die nächste ersetzt. Die richtige Diagnose stellt nur der Pathologe – aber leider zu spät. Das, woran die Leute tatsächlich sterben, ist zu 30% nicht das, was die Ärzte bekämpft haben. Felsenfeste Überzeugungen finden Sie deshalb nie bei einem guten Arzt. Dafür wenden Sie sich besser an Nachbarn, Heilpraktiker und Taxifahrer.

MERKE Eine Fehl-Diagnose auf der Arbeitsunfähigkeitsbescheinigung (Krankschreibung) ermöglicht es Ihnen, beim Job zu fehlen.

ÜBUNG

Hängen Sie öfter an Dinge, die Sie krank machen, ein -ose an; sie wirken gleich gewichtiger. Werden Sie zum Wortschöpfer und Trendsetter:

- Wenn das so weitergeht, bekomme ich noch eine Stress-ose!
- O.K., vielleicht ist es keine Vogelgrippe, aber mindestens eine Erkältulose!

Vorsicht bei l- vor -ose: Wer zu viele -losen hat, gilt rasch als »Loser« (very funny in English).

Modekrankheiten

Spiritu-ose	alles »spirituell« erklären wollen
Dubi-ose	krankhaftes Zweifeln
Klose-ose	manische Vergötterung eines deutschen Nationalspielers

-loge	Fachmann
-iater	Arzt
Dermato-loge	der Haut-Kundige
Psych-iater	Seelenarzt

ÜBUNG

Weil -iater immer ein bisschen wie ein Esel klingt, hängen Sie besser auf Ihrer Visitenkarte einfach ein -loge an Ihren Beruf oder Ihr Spezialgebiet:

Dia-loge	guter Zuhörer
Sein-oder-Nicht-sein-To-loge	Hamlet-Kenner
Alkoho-loge	Spezialist für berauschende Getränke (Vorsicht: ab 3 Promille nach 5 Silben aufhören!)

VORSICHT

Theo-logen kennen sich meistens mit Tee aus, Onko-logen aber nicht immer mit Schonkaffee, wohl aber mit Chemotherapie.

-grafie	Darstellung einer Sache
Photo-grafie	Auf einem Foto festhalten. Entsprechend:

Radio-grafie	Vor einem Röntgengerät festhalten, bis das Bild fertig ist.
Angio-grafie	An seiner politischen Karriere festhalten, bis man Kanzlerin ist. (Medizinisch auch: Gefäßdarstellung.)

FÜR DEN ALLTAG

Porno-grafie	bewegliche Ganzkörperdarstellung mit Schwerpunkt Körpermitte.

-algie	Schmerzen
Neur-algie	Nervenschmerzen. Am berühmten neuralgischen Punkt.
Ost-algie	Knochenschmerz. Im Volksmund auch Dauerschmerz über vergangene ostdeutsche Staatsformen, bis in die Knochen.

Prinzip 3: Schlaue Wörter einstreuen

primär	Es ist als erstes da, macht den Anfang.
sekundär	Kommt als zweites, infolge einer anderen primären Ursache.
inter-mittierend	mal so, mal so
benigne	gut
maligne	nicht so gut

Prinzip 4: Alles abkürzen

V. a.	Verdacht auf. Vorläufige Diagnose, bis man einen anderen Verdacht hat.
z. A.	Zum Ausschluss von. Könnte das sein, muss aber nicht.
k.	Kein. Das ist es schon mal nicht.
Z. n.	Zustand nach. Was jemand schon mal hatte, z. B. eine Operation.
o. B.	ohne Befund

Prinzip 5: Prognosen stellen

Jede Prognose ist vorläufig. Jede Heilung auch.

Remission	Die Krankheit ist rückläufig.
Progression	Die Krankheit geht weiter.
fulminant	… geht rasant weiter.
infaust	… wird nicht mehr besser. In-faust kommt kurz vor »ins-Gras«.

Hoffnung geben die sogenannten Spontan-Remissionen: Eine schwere Krankheit verschwindet, und keiner weiß genau, warum. Wunder gibt es immer wieder!

Der Giftschrank der Arztsprache

die geheimsten und fiesesten Ausdrücke und Beleidigungen

Arzt sagt	Arzt meint
Für »Schaun wir mal«	
expektative Therapie	Kraftvoll abwarten, wird hoffentlich von alleine besser.
Für »Drecksau«	
externes Pigment	Das ist keine Hautveränderung, das ist ganz einfach Dreck!
forcierte Balneotherapie	Muss einmal richtig gewaschen werden!
Für »Jammerlappen«	
Morbus mediterraneum	Mittelmeer-Krankheit. Lamentieren ohne echten medizinischen Grund.
c. p. caput piger	Drückeberger
Für »Saufkopf«	
C_2OH	Kürzel für Alkohol
Äthylismus	Alkoholkrankheit. Äthylen ist eine Form von Alkohol.
Polydipsie	Vieltrinker

Für »Fettsack«

Adipositas permagna	Unglaublich fett. Keine Gewichtszunahme – schon ein Gewichts-Tsunami!

Für »Dumme Nuss«

maligne Bradyphrenie	bösartig geistig verlangsamt
verbale Inkontinenz	Der Patient kann seine Wörter nicht bei sich behalten. Die verschärfte Form hiervon ist:
maligne Logorrhö	Verbaldurchfall. Der Patient quatscht dich bösartig voll.

Für »Durchgeknallt«

per ventum	Psychiatrisch: durch den Wind
HOPS	Nicht etwa tot, sondern Hirn-Organisches-Psycho-Syndrom. Will sagen: Durchgeknallt, aber mit einem triftigen organischen Grund. Wer auf so eine Abkürzung kommt, ist sicher auch hirn-organisch nicht ganz unauffällig.

MERKE Mein Lieblingsausdruck: Supranasale Oligosynapsie. Er wird auf Seite 44 erklärt, und wenn Sie es schaffen, dort nachzuschauen, sind Sie schon mal nicht akut davon betroffen! Viel Spaß!

Sonderfall: Terminologie im Fitness-Studio

In Fitness-Studios hängen oft Plakate und Typen herum, die sich der medizinischen Terminologie bedienen. Die Typen haben ein Ziel: ihren Körper besser zu »definieren«. Sie hätten jedoch arge Schwierigkeiten, wenn sie das Wort »Definition« definieren müssten. Dennoch verwenden sie wie selbstverständlich Ausdrücke wie »Musculus rectus abdominis« für den geraden Bauchmuskel oder »Myofibrillen« für die kleinsten Muskelfasern. Ein Oberschenkelknochen kann theoretisch 1,6 Tonnen tragen, aber hier trifft man endlich Leute, die das auch ausprobieren wollen. Muskelnamen enthalten eine Anfahrtsbeschreibung: wo sie sind, manchmal auch wohin sie verlaufen. So liegen die »Abs« am Abdomen (Bauch), und der Musculus sterno-cleido-mastoideus führt vom Sternum (Brustbein) über das Cleido (Schlüsselbein) am Hals entlang zum Mastoid – der Endhaltestelle am Schädel. Das ist also der Muskel, der den Kopf verdreht. Wird weniger an den Geräten trainiert – mehr in der Sauna.

Wichtige Muskeln

Bi-zeps	Muskel, der auf Männer und Frauen gleichermaßen attraktiv wirkt.
Tri-zeps	Jetzt strengen Sie mal Ihre Fantasie an!

Was redet der da?

Adduktor	Muskel, der das Bein nach innen zieht, zum Beispiel zur Unterstützung des Blasenschließmuskels in der Warteschlange vor einer Toilette. In der alten anatomischen Literatur auch bekannt als »Jungfrauenbewahrer«.
Abduktor	Der Gegenspieler. Zieht das Bein nach außen, in verführerische Positionen.
Erector spinae	Langer Rückenmuskel, der uns Menschen aufrichtet und uns vom Tier unterscheidet; aber immer nur kurzfristig.
Gluteus maximus	Maximale Glut. Glühende Leidenschaft beim Betrachten eines knackigen Po-Muskels. Ist der Po nur maximus durch Fett ohne Muskulus, fehlt auch die Glut.

FÜR DEN ALLTAG Als Mann sollte man den Blick auf den Gluteus maximus einer Frau nicht zu auffällig gestalten, sonst denken beide: »Was für ein Arsch!«

VORSICHT Faustregel zur Terminologie im Fitness-Studio: Verzichten Sie unter allen Umständen darauf, deutlich Stärkere beim Gebrauch der Fachsprache zu korrigieren!

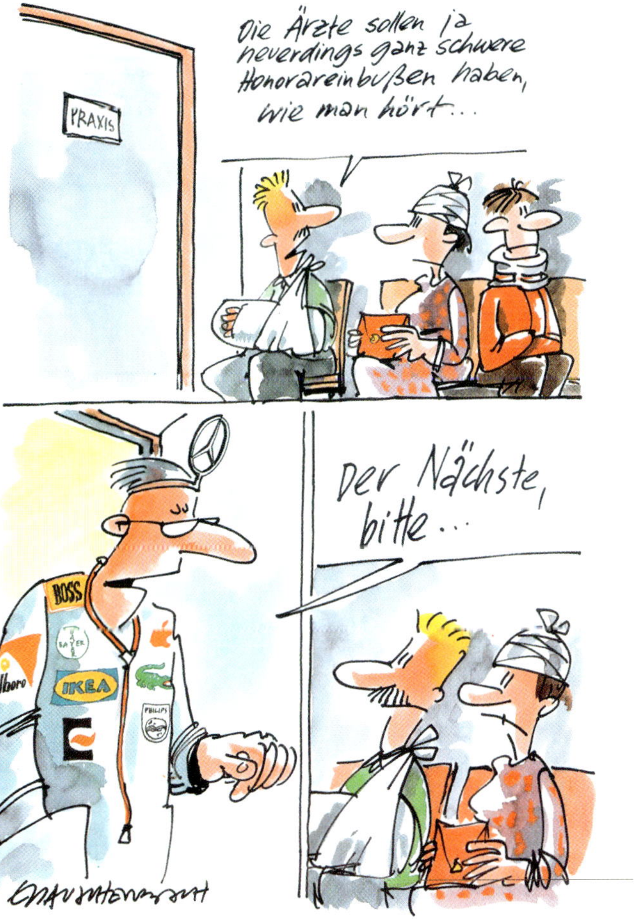
PRAXIS
Die Ärzte sollen ja
neuerdings ganz schwere
Honorareinbußen haben,
wie man hört...
BOSS
BAYER
IKEA
PHILIPS
Der Nächste,
bitte...

Ist nicht jeder Arzt ein Doktor?

Vom Umgang mit Titeln

Viele denken, jeder Arzt sei ein Doktor. Weit gefehlt. Für die zwei Buchstaben vor dem Namen muss man zusätzlich zum Studium unterschiedlich lange auf den vier Buchstaben gesessen und wissenschaftlich gearbeitet haben. Dafür gehört der Titel dann auch zum Namen und darf überall draufstehen. Nur unter anderen Doktors verzichtet man bei der Anrede auf die Nennung des eigenen Titels. Aber nur, wenn man sicher sein kann, dass es auch alle anderen mitbekommen. Für alle anderen gilt: Bei jeder Gelegenheit den Titel in die Anrede einbauen!

ÜBUNG

Sprechen Sie jetzt laut: »Jawohl, Herr Doktor von Hirschhausen, das werden wir ab sofort tun, damit es uns besser geht!«

Wer an der Universität bleibt, macht nach der »Diss«, der Doktor-Arbeit, eine »Habil« als Voraussetzung, um Professor zu werden. Sozusagen den akademischen Führerschein. Die Führerscheinprüfung nutzt bekanntlich wenig, solange man kein Auto hat. Der fahrbare Untersatz der Hochbildung heißt „Lehrstuhl". Bis dahin läuft man unter »Privatdozent« und zu Fuß, »per PeDes«, kurz »PD«.

Die Titel in der Reihenfolge ihres Erscheinens

Cand. med. (studentischer Grad) Kandidat der Medizin. Sprich: jeder Medizinstudent nach der Vorprüfung.

Dr. med. Doktor der Medizin, nach erfolgreich vorgelegter und verteidigter Doktor-Arbeit.

Dr., dem die Frauen vertrauen Zeitschriften-Titel, am Kiosk erworben.

Docktor mit »ck«: Teil einer Hafenanlage.

Dres., Doctores Wenn zwei Menschen mit je einem Titel sich zusammentun, z. B. bei einer Gemeinschaftspraxis. (In Österreich wird auch jeder andere, der sich mit einem Doktor zusammentut, automatisch selbst zum Doktor bzw. zu Frau Doktor.)

Dr. h. c., Doctor honoris causa Ehrendoktor. Wörtlich: Titel hängt causal mit einem indirekten Honorar zusammen.

Dr. p. c. Doktorarbeit wurde am Computer erworben, durch die Funktion Copy & Paste.

Dr. No Doktorarbeit ist gescheitert.

Dr. dent Zahnarzt. Lebt von der Hand im Mund.

Prof. Der Profi unter den Titeln, das High-End-Premium-Segment.

Prof. Dr. med. Dr. h. c. Dr. phil. auch abgekürzt mit Dr. mult. Weil Männer sonst schon nichts multipel bekommen können, fangen sie gerne an, Titel zu sammeln.

Erste Station: Beim Niedergelassenen

»Geh doch mal zum Arzt!« – leichter gesagt als getan. Zu wem denn? Die erste Station ist der »Hausarzt«. Das kann ein »praktischer« oder ein »Allgemein-Arzt« sein.

MERKE Ein »Allgemeinmediziner« ist ein Facharzt! »Allgemein« klingt, als hätte er sich nie für etwas Konkretes entscheiden können. Das Gegenteil ist der Fall. In der Facharztprüfung zum Allgemeinmediziner werden über das Studium hinaus fünf Jahre Weiterbildung in verschiedenen Fächern verlangt. Dagegen ist der »praktische Arzt« derjenige, der mehr oder minder direkt nach der Uni ohne Facharztausbildung seine Praxis aufgemacht hat. Die Praxis ist der einzige Ort, wo er »praktische« Erfahrungen gesammelt hat. Also das Praxisschild genau lesen!

Aber das ist nicht alles. Mithilfe eines einfachen Punktesystems können Sie Ihrem Arzt eine »Ferndiagnose« stellen, lange bevor er seine möglicherweise unqualifizierten Finger an Ihrem Körper hat.

Checkliste Arztpraxis

Wer hat mir die Praxis empfohlen?

Ein befreundeter Arzt, der selbst dort in Behandlung ist. ☐ 3 Punkte

Eine Freundin ☐ 2 Punkte

Ein Friseur ☐ 1 Punkt

Der Praxisinhaber ☐ 0 Punkte

Wo befindet sich die Praxis?

Im Zentrum der Stadt, schicke Straße, mit öffentlichen Verkehrsmitteln zu erreichen ☐ 3 Punkte

Weniger schicke Seitenstraße, kleiner Fußweg nötig. ☐ 2 Punkte

Am Rande der Stadt, nur mit dem Taxi zu erreichen. ☐ 1 Punkt

Der Taxifahrer weigert sich, in diesen Teil der Stadt zu fahren. ☐ 0 Punkte

Ästhetik

Er hat einen echten van Gogh an der Wand. ☐ 3 Punkte

Er hat einen Druck von van Gogh an der Wand. ☐ 2 Punkte

Er hat eine Postkarte von van Gogh an der Wand. ☐ 1 Punkt

Er hat keine Wand. ☐ 0 Punkte

Zu wem gehe ich zuerst?

Wartezimmer

Designerstühle, ein bis drei andere Menschen warten: Guter Arzt mit guter Organisation.	☐	3 Punkte
Designerstühle, alle besetzt: Guter Arzt mit schlechter Organisation.	☐	2 Punkte
Ikea-Stühle, nicht zusammengebaut, alle stehen: Anfänger mit besonders schlechter Organisation.	☐	1 Punkt
Außer Ihnen wartet niemand.	☐	0 Punkte

Pflanzen

Es gibt dezente Hydrokulturen mit verschiedenen Pflanzen.	☐	3 Punkte
Es gibt einen Ficus benjamina mit mehr als drei Blättern.	☐	2 Punkte
Es gibt eine Yuccapalme ohne Wasser und ohne Blätter. Wenn Ihr Arzt für diese niedere Form des Lebens schon keinen Respekt hat, was erwarten Sie dann für sich?	☐	1 Punkt
Es wachsen verschiedene Pflanzen – direkt aus den Ritzen am Boden.	☐	0 Punkte

Zeitschriften

GEO, Schöner Wohnen, ART, aktuelle Hefte	☐	3 Punkte
HÖRZU der vergangenen Woche	☐	2 Punkte
HÖRZU des vergangenen Jahres	☐	1 Punkt
Ganze Jahrgänge von »Herr und Hund«	☐	0 Punkte

Personal

Die Sprechstundenhilfe spricht Deutsch, kann lesen, schreiben und telefonieren.	☐	3 Punkte
Die Sprechstundenhilfe kann lesen und schreiben.	☐	2 Punkte
Die Sprechstundenhilfe kann gerade nicht.	☐	1 Punkt
Ihr Arzt empfängt Sie selber und zieht sich dafür ein Schwesternkostüm an.	☐	0 Punkte

Wie werde ich aufgerufen?

Persönlich vom Arzt mit Namen.	☐	3 Punkte
Von der Sprechstundenhilfe mit Namen.	☐	2 Punkte
Über Lautsprecher mit Namen.	☐	1 Punkt
Über Lautsprecher mit Diagnose: »Der Analabszess bitte in die 3!«	☐	0 Punkte

ZWISCHENSTAND

Jetzt könnten Sie noch fliehen; Zeit für einen Zwischenstand:

0 bis 5 Punkte	Drehen Sie um, ehe es zu spät ist!
6 bis 12 Punkte	O.K., ich probier es aus, ich bin Kassenpatient.
13 bis 24 Punkte	Hier bin ich richtig.
Über 24 Punkte	Zählen Sie noch mal in Ruhe nach!

Zu wem gehe ich zuerst?

Der Arzt im Erstkontakt

Der Arzt hat Blickkontakt, stellt eine Frage und hört zu.	☐ 3 Punkte
Der Arzt schaut auf den Bildschirm, hört zu und tippt was ein.	☐ 2 Punkte
Der Arzt schaut auf den Bildschirm, hört nicht zu und versteigert etwas bei eBay.	☐ 1 Punkt
Der Arzt erzählt Ihnen ungefragt, wie schlecht es ihm gerade geht.	☐ 0 Punkte

Der Arzt untersucht

3 Minuten, ganzer Körper	☐ 3 Punkte
1 Minute mit Oberkörper freimachen	☐ 2 Punkte
30 Sekunden durch alle Anziehsachen	☐ 1 Punkt
Er entkleidet sich selber.	☐ 0 Punkte

Der Arzt verabschiedet sich

mit Diagnose, Erklärung und Rezept	☐ 3 Punkte
nur mit Probepackung aus der Schublade	☐ 2 Punkte
verschwindet wortlos aus dem Zimmer	☐ 1 Punkt
verschwindet wortlos durchs Fenster, im 3. OG.	☐ 0 Punkte

ERGEBNIS

Zählen Sie jetzt keine Punkte mehr, verlassen Sie sich auf Ihr Gefühl!

Arzt sagt	Arzt meint
Da kommen Sie aber spät.	Wenn es nicht besser wird, ist es nicht meine Schuld.
Das gefällt mir aber gar nicht.	Woher soll ich wissen, was Sie haben?
Geht das schon lange?	Wenn es schon lange da ist, geht es wahrscheinlich nicht mehr von alleine weg.
Irgendwelche Vorerkrankungen?	Nur die wichtigen, und auch nur die aus meinem Fach.
Das müssen wir abklären.	Wozu hätte ich mir sonst diese ganzen teuren Apparate angeschafft?
Natürlich sollten wir eine Brucellose ausschließen.	Ich hatte neulich eine Fortbildung über Maltafieber, aber noch nie einen Patienten, der das auch hat.
Das muss nichts Schlimmes sein.	Das hab ich jedenfalls noch nie gesehen.
Das darf man nicht auf die leichte Schulter nehmen.	Ich brauche Ihren Schein auch noch im nächsten Quartal.

Wie wirken sich Ihre Beschwerden denn auf Ihre Arbeit aus?	Meinst du, ich merke nicht, dass du nur krank feiern willst? Aber nicht mit mir!
Haben Sie viel Stress?	Ich hätte gern eine bessere Erklärung, finde aber nichts Konkretes.
Ich überweise Sie mal zu einem Kollegen, der sich da besser auskennt.	Ich muss mein Budget schonen. Soll sich doch ein Kollege ruinieren.
Sie brauchen jetzt vor allen Dingen eins: Ruhe.	Ich brauche jetzt vor allen Dingen eins: Ruhe.

Ergänzung und Auflösung zu Seite 32:

supranasale Oligosynapsie	Oberhalb der Nase finden nicht viele Nervenzellen zueinander.

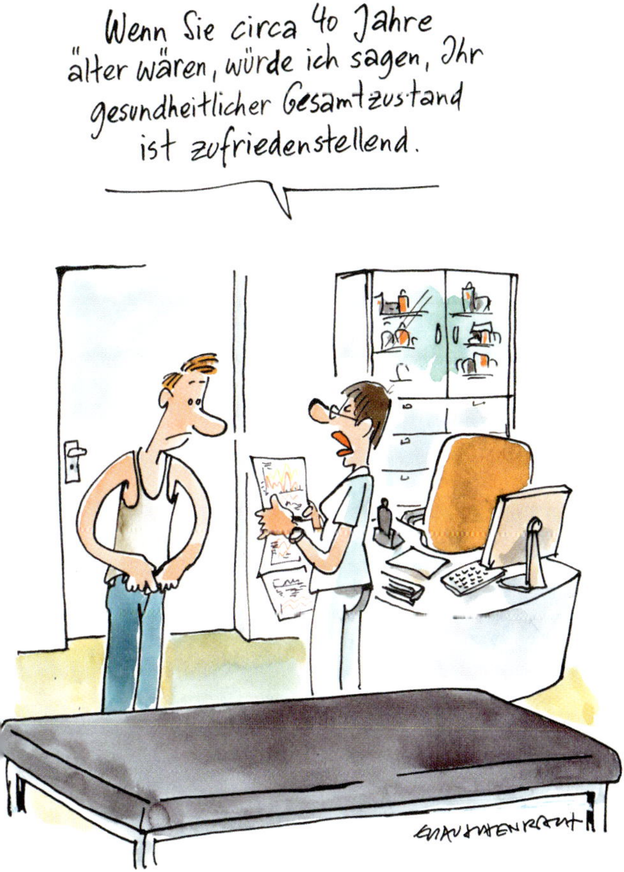
Wenn Sie circa 40 Jahre älter wären, würde ich sagen, Ihr gesundheitlicher Gesamtzustand ist zufriedenstellend.

Der sicherste Weg, sich beim Arzt unbeliebt zu machen, ist, vorab schon zu wissen, was man hat! Beginnen Sie nie mit »Die ersten Symptome einer Vogelgrippe beobachtete ich an mir …«.

Selbst bei chirurgischen Notfällen verderben Sie ihm besser nicht die Entdecker-Freude. Provozieren Sie also nicht mit »Ich glaube, das Messer in meinem Bauch ist der Grund für meine Beschwerden.« Sonst ist der Arzt beleidigt und untersucht erst einmal alles andere, bevor er sich Ihrer Laien-Meinung zähneknirschend anschließt.

Anamnese – die Patientengeschichte

Die Königsdisziplin: dem Patienten zuhören und gute Fragen stellen.

So wie man auf der Straße auf die Frage »Wie geht es Ihnen?« keine ernsthafte Antwort erwartet, unterbrechen Ärzte die Schilderung der Patienten im Schnitt nach 13 Sekunden. Sie denken: »Ich werde nicht fürs Quatschen bezahlt.« Ein teurer Irrtum für alle Seiten. Denn die allermeisten Diagnosen sind mit Hingucken und Hinhören zu stellen. Weil das aber keiner tut, wird völlig unnötig drum herum alles Mögliche getestet, geröntgt und angeleiert. Viel Geld für wenig Erkenntnisgewinn.

Und der Patient fühlt sich danach schlechter und nicht besser.

Körperliche Untersuchung – Der Arzt ohne Geräte

Auskultation

Das Abhören von Herz, Lunge und Bauch. Das Symbol des Arztes schlechthin ist das Stethoskop, sein Hörrohr. Es besteht aus speziellem Metall, das sich auch bei Raumtemperatur eiskalt auf der Haut anfühlt. So holt der Patient automatisch Luft und ihm stockt der Atem. Für das Abhören des Herzens ist die Lunge sehr hinderlich und umgekehrt. Deshalb muss man zwischendurch die Luft anhalten. Das Herz anzuhalten gilt als Kunstfehler.
Mit dem Stethoskop checkt man auch die Peristaltik (Darmgeräusche). Darmtöne sind sehr viel angenehmer zu untersuchen, solange sie noch im Darm sind.

Perkussion

Abklopfen. Ein Handwerker klopft gegen die Wand, um zu wissen, wo die Rohre liegen. So klopft sich der Doktor auch an die Grenzen von Leber, Lunge und Hirn heran. Weil Ultraschall viel präziser ist als Klopfschall, ist die Perkussion eine aussterbende Kunst.

Reflexe, Neurologische Untersuchung

Der berühmteste ist der Kniesehnenreflex. Ein Schlag unter die Kniescheibe, und das Bein zuckt. Als Patient fühlt man sich zu einer Tipp-Kick-Figur degradiert. Haben

Sie Verständnis: Der Arzt weiß oft nicht wohin mit seinen Aggressionen. Er will im Prinzip nur herausfinden, ob Ihre Nerven belastbarer sind als seine eigenen.

Blutdruck

Bluthochdruck tötet jährlich in Deutschland mehr Menschen als Krebs, Straßenunfälle und Langeweile zusammen, aber keiner nimmt ihn ernst. Dabei ist er einfach und schmerzfrei zu messen und gut zu behandeln. (→ Herzinfarkt, S. 78)
Die Manschette wird so lange aufgepustet, bis das Blutgefäß darunter zusammengedrückt ist. Wenn man dann den Druck langsam ablässt, hört man, wann der Puls wieder in den Fingern ankommt. Genial. Hat ein Herr Riva-Rocci erfunden, weshalb Blutdruck zu seinen Ehren mit RR abgekürzt wird. Der Rolls-Royce unter den RR-Messern ist die 24-h-Messung.
Normal ist 120 zu 80, ein geringer Anstieg im Alter ist ebenfalls normal. Der obere Wert ist der Druck, wenn die Kammern des Herzens pumpen (Systole), der niedrigere ist die Entspannungsphase (Diastole). Ein ernstes Problem haben Sie, wenn der untere Wert dauernd über 90 liegt, weil dann auch in der Entspannungsphase zu viel Druck im System bleibt. Oder wenn der obere Wert dauernd über 140 liegt, weil Sie dann ständig »auf 180« sind. Liegt der untere Wert über dem oberen Wert, haben Sie auch ein Problem, aber eher mit der Messtechnik. Dann

vielleicht doch die Jacke ausziehen und noch mal direkt am Arm messen.

MERKE Hypotonie, niedriger Blutdruck, verlängert das Leben. In Deutschland wird sie aber wie eine Krankheit behandelt, zum Gespött der Engländer, die sie »The German Disease« nennen.

Tests und Pröbchen

Allergietest

PRICK – mit einer spitzen Nadel werden verschiedene Substanzen in die Haut am Unterarm gepikst, die nur dem Immunsystem wirklich Appetit machen: Katzenhaar und Milbenkot an Bärlauch und Frühblühern der Saison. Es brennt wie Brennnessel, aber anschließend hat man das beste Argument, endlich die Katze aus dem Schlafzimmer zu verbannen. Die Milben auch, was praktisch aber deutlich mühsamer ist.

Urin

Normaler Urin ist klar und keimfrei. Was einen aber nicht darin bestärken sollte, ihn zu trinken.
Was genau ist der Mittelstrahl? Manche Männer versuchen verzweifelt, mit der Mitte ihres Strahls ins Röhrchen

zu treffen und dabei den rechten und den linken Strahl manuell davon abzubringen. Das ist ein Missverständnis! Der Mittelstrahl ist eine zeitliche, keine räumliche Bezeichnung.

MERKE Eine kleine Pause zwischen erstem und zweitem Drittel der Entleerung ist erlaubt und gestattet der Umgebung des Bechers, trocken zu bleiben.

Stuhl

Die Alchemisten versuchten, aus Exkrementen Gold zu machen. Gelungen ist dies aber bisher nur Laborärzten. Sie schauen in den Verdauungsresten nach und identifizieren Bakterien, Fettmenge und Gallenreste.

Haemoccult

Für die Früherkennung von Darmkrebs gibt es als ersten Hinweis den Streifentest auf verstecktes Blut. Wo das Blut genau herkommt, kann oft nur eine Darmspiegelung klären: ob aus der Hämorrhoide, einem Darmpolypen oder sogar aus der Blutwurst von vorgestern.

MERKE Bei der Stuhlprobe ist oft ein kleines Löffelchen im Innendeckel dabei. Das dient nicht dazu, das Röhrchen randvoll zu schaufeln und oben wie bei einem Eisbecher auch noch glatt zu streichen. Die Mikroskopie ist inzwischen so weit vorangeschritten, dass dieses kleine Löffelchen als Probe voll ausreicht!

Biopsie
»Pröbchen«. Der Körper ist zur freiwilligen Herausgabe eines Pröbchens genauso schwer zu bewegen wie eine Parfümverkäuferin. Kliniker sind aber überzeugt davon, dass es keine Körperhöhle gibt, die man nicht mit einer langen Nadel und eisernem Willen irgendwie erreichen kann.

Blutwerte

Blut ist ein ganz besonderer Saft. Und während noch zu Goethes Zeiten der Aderlass betrieben wurde, um Menschen das Böse aus dem Körper zu ziehen, wird heute das Gute literweise aus dem Körper abgesogen, um alles Mögliche darin zu bestimmen. Das Dumme ist nur: Je mehr Werte man bestimmt, desto eher ist irgendeiner »grenzwertig« und muss »kontrolliert« werden.
Weil für jeden Wert ein anderes Röhrchen nötig ist, geht dem Ungeübten beim Umstöpseln schon mal was auf die Kleidung. Daher der Ausdruck: »blutiger Anfänger«.

Blutbild
Ein Meisterwerk aus weißen und roten Blutkörperchen. Wie bei Pommes kommt es auch im Blut auf das Mengenverhältnis von Rot/Weiß an.

Erythrozyten, »Erys«
Rote Blutkörperchen. Sie transportieren den Sauerstoff.

Hb, Hämoglobin
Roter Blutfarbstoff. Haben die Erys zu wenig Farbe, ist auch der Mensch blass und blutarm, sprich an-ämisch. Wenn wir uns länger in dünner Bergluft aufhalten, wird mehr Blutfarbstoff gebildet. Bei Spitzensportlern kann das auch im Tal passieren, wenn Hormone nachhelfen wie EPO (Erythropoetin-Doping).

Hkt, Hämatokrit
Verhältnis von festen zu flüssigen Blutbestandteilen, also Blutkörperchen zu Serumwasser. Wie bei der Autobahn stockt bei zu vielen festen Bestandteilen der Verkehr.

Leukozyten, »Leukos«
Weiße Blutkörperchen. Die Abwehrzellen, die Körperpolizei. Um Eindringlinge loszuwerden, hat sie etwas viel besseres als Wasserwerfer: Eiter!

Quick / INR
Gerinnungswerte. Das Blut soll im Körper flüssig sein, gleichzeitig aber schnell fest werden, wenn es aus einer Wunde an die frische Luft kommt. Wie schwer diese Balance gelingt, weiß jeder, der schon mal an einer UHU-Tube verzweifelt ist.

Cholesterin

Das »gute« HDL und das »böse« LDL sind nicht alleine gut oder böse, sondern ihr Mengenverhältnis macht´s. Und je nachdem, wo man den Grenzwert ansetzt, ist ein kleinerer oder größerer Teil der Bevölkerung »krank« und braucht teure Cholesterin-Senker. Ausdauersport verbessert das Cholesterin-Profil am günstigsten, aber wer macht das schon?

MERKE **HDL** – **H**at **D**ich **L**ieb.
LDL – **L**auf, **D**u **L**ahmarsch!

Mit kleinen Zielen anfangen, zum Beispiel einfach mal mit dem Fahrrad zu McDonald's!

Geräte

EKG – Elektrokardiogramm

Herzstromkurve. EKG tut gut, weil man als Patient mindestens 15 Minuten lang volle Aufmerksamkeit bekommst. Das ist was fürs Herz im wahrsten Sinne.

Das Belastungs-EKG ist die sanfte Rache der Kardiologen. Eigentlich nichts für schwache Herzen, wobei es gerade bei denen gemacht wird.

Entspannter sind das Ruhe- und das Langzeit-EKG, die halten, was der Name verspricht.

Ultraschall, auch: **Sonografie**
Das Nonplusultra. Denn er ist ohne Strahlenbelastung und bis auf das Geschmiere auch nicht weiter unangenehm. Bei Ärzten sehr beliebt, weil es schnell gelingt, den Patienten zu beeindrucken, da man weiß, wo im Schneegestöber auf dem Monitor oben und unten ist.

MERKE Eine volle Blase ist für die Ultraschalluntersuchung günstig, nicht unbedingt für den Untersuchten.

Spiegelungen

Arthroskopie
Gelenkspiegelung, oft am Knie. Der Mensch ist wohl das einzige Lebewesen in diesem Universum, das Instrumente entwickelt hat, um seine eigene Kniescheibe von hinten ansehen zu können. Arthroskopien sind sehr beliebt, allerdings nur bei Ärzten.
Wird Ihnen eine Kniespiegelung empfohlen: Beine in die Hand nehmen und zweite Meinung einholen.

Laparoskopie
Bauchspiegelung. Nabelschau, die unter die Haut geht, zum Beispiel bis zum Blinddarm und den Eierstöcken. Oft kann der Blinddarm dank einer endoskopischen Operation anschließend das Licht der Welt erblicken – er hat nur wenig davon. (→ mikroinvasiv, S. 112)

ERCP, Koloskopie
und andere Verfahren, den Verdauungskanal von innen heraus zum Leuchten zu bringen: → Darm, S. 80.

VORSICHT Positiver Befund – ein trügerischer Ausdruck. Positiv heißt hier, es wurde etwas gefunden. Ein Virus, ein Tumor, eine Reaktion auf dem Unterarm auf ein Allergen. Wenn Ihr Arzt Ihnen also mitteilt: »Ich habe positive Nachrichten«, dann freuen Sie sich nicht zu früh.

»Bildgebung«: Röntgen & Co

Wenn sich der Arzt immer noch kein Bild machen kann, was mit Ihnen los ist, wendet er bildgebende Verfahren an. Entweder er hat selbst die entsprechenden Geräte, oder er überweist zum Radiologen, dem Röntgenarzt.
Röntgenärzte sind eine ganz besondere Art Ärzte. Sie meiden zwei Dinge: Kontakt mit Patienten und mit der Sonne. Für die Strahlen haben sie alle möglichen strahlenden Geräte. Um Patienten anzufassen, haben sie eine Röntgenassistentin.
Wenn sie jemals selbst etwas zum Patienten sagen, ist das: »Nicht atmen!« Das erlösende »Sie können jetzt weiteratmen« ist ihnen meist schon zu viel.
Die Urangst des Radiologen ist, sich mit einer klaren Diagnose bis auf die Knochen zu blamieren.

ÜBUNG

Mit diesen Sätzen machen Sie dem Radiologen eine Freude:
»Wo wenig Licht ist, ist viel Schatten«
»Die im Dunkeln sieht man nicht«
»Ein Bild sagt mehr als tausend Worte«
Oder mit der Anrede: „Eure Durchleucht!«

Arzt sagt	Arzt meint
Weichteilschatten	Fett und Brustgewebe sind so mächtig, dass die Strahlen kaum durchkommen. (Dieses Problem kann im Fall von Pamela Anderson noch durch Fremdkörperschatten verstärkt werden.)
Artefakt	Auf dem Bild ist etwas, das weder der Patient noch die Assistentin erklären kann.
rechts	links
links	rechts (verwirrt beim korrekten Aufhängen der Bilder)

MERKE Das Schlechteste, was ein Radiologe auf den ersten Blick sagen kann, ist »Oh!« Wenn dann auch noch die Krankenschwester guckt und »Oh!« sagt, ist das fast so fatal wie das dritte »Oh!« aus dem Mund der Reinigungsfachkraft. Dann ist Ihr Befund eindeutig.

Spezialfall: Mammografie

Die weibliche Brust wird zwischen zwei kalten Metallplatten eingeklemmt und geröntgt. Wie sich das anfühlt, kann man sich als Mann schwer vorstellen. Eine Freundin klärte mich einmal auf: »Ich übe vor der Untersuchung immer mit meiner Kühlschranktür. Die erste Stufe ist, sich selbst in der Tür die Brust einzuklemmen, die zweite, wenn jemand anders dir die Brust einklemmt, und die dritte, wenn dir dabei wildfremde Menschen zuschauen. Und wenn mir das alles nichts mehr ausmacht, geh ich ganz entspannt zur Untersuchung!«

MERKE Wie bei allen Reihenuntersuchungen gibt es viele Fehlalarme. Nicht alles, was ein Bild gibt, nimmt auch einen Zweifel.

CT, Computertomografie

Eine Röntgenröhre, in die Sie im Stück reinfahren, damit kleine Scheiben rauskommen. Bildlich gesprochen. Das

Resultat erinnert an die Kontaktabzüge beim Fotografen. Ein CT tut nicht weh, hat aber Strahlen und bildet alles Harte ab wie Schädel, Knochen sowie manche Innereien, wenn man sie mit »Kontrastmittel« von innen anfärbt.

PET, Positronen-Emissions-Tomografie
Markierte Moleküle werden in den Körper eingeschleust und sammeln sich da, wo was los ist.

MRT, Magnet-Resonanz-Tomografie und **Szintigrafie**
Auch Kernspin. »Die Röhre«. MRT ist gut, teuer und den edlen Körperteilen vorbehalten, die sich nicht wie Knochen auf jedem Bild in den Vordergrund drängeln, sondern leise im Verborgenen arbeiten wie Hirn, Milz und Bandscheiben. Es beruht auf dem Schwingen der Wassermoleküle im Körper … Also, der Energie … Ähm … Egal; Hauptsache keine Strahlen und kein Kortison! Die einzige Nebenwirkung der Mega-Magneten: Alles, was irgendwie Metall ist, fliegt durch die Gegend. Also sprechen Sie vor der Untersuchung mit der Assistentin über Ihren Herzschrittmacher, und auch über ihr Intimpiercing!

MERKE Politisch korrekt heißt es Szinti- und Romagrafie.

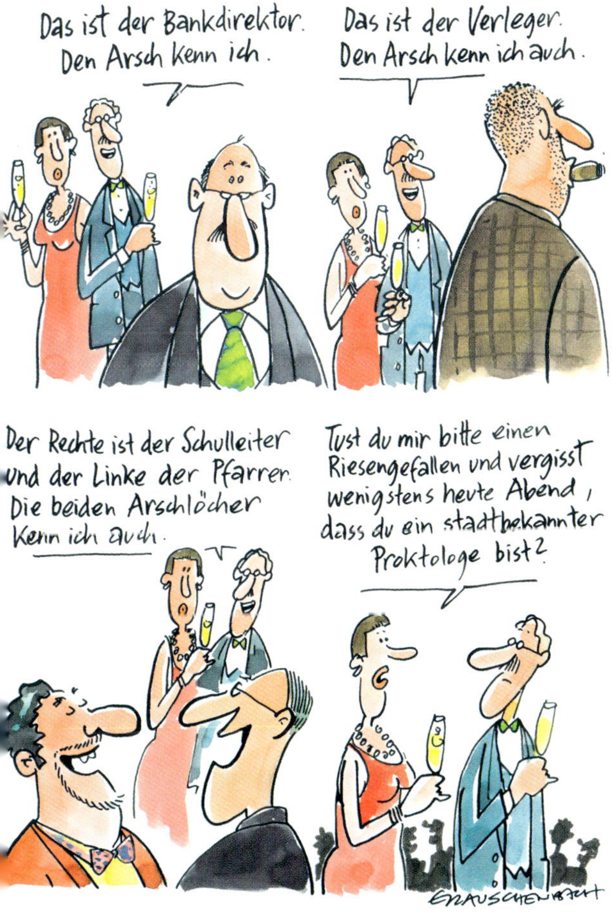
Das ist der Bankdirektor. Den Arsch kenn ich.
Das ist der Verleger. Den Arsch kenn ich auch.
Der Rechte ist der Schulleiter und der Linke der Pfarrer. Die beiden Arschlöcher kenn ich auch.
Tust du mir bitte einen Riesengefallen und vergisst wenigstens heute Abend, dass du ein stadtbekannter Proktologe bist?

Das Peinlichste zuerst: Untenrum Urologen und Frauenärzte

Zur Ironie der Schöpfung zählt, dass beim menschlichen Körper das Vergnügungsviertel, die Kanalisation und die Müllabfuhr in ein und demselben Areal angesiedelt sind. Und das dient auch noch der Fortpflanzung! Diese räumliche Nachbarschaft ist für Momente höchsten Glücks zuständig, aber auch für Momente höchster Peinlichkeit.

Umso wichtiger, sich auch dabei distanzierend medizinisch korrekt ausdrücken zu können! Also:
Ab jetzt heißt untenrum nur noch »urogenital«.

Urologie allgemein

Urologen sind für Männer und Frauen. Die Herrscher der Harnwege kümmern sich um den Export von Flüssigkeiten in großen und kleinen Mengen und beheben Harnverhalt und Lattenrost.

MERKE Der Werbeslogan »Ohne Harndrang lebt es sich leichter« ist nur partiell richtig. Ganz ohne ist es noch blöder.

Arzt sagt	Arzt meint
Häufige Leiden	
HWI	Harnwegsinfekt, auch:
Zystitis	Blasenentzündung
Honeymoon-Zystitis	Blasenentzündung nach Geschlechtsverkehr, in der romantischen Vorstellung der Urologen, Sex sei eine Sache der Flitterwochen.
Urolithiasis	Harnsteinleiden
Lithografie	Begeisterte Urologen machen aus den schönsten Steinen Kunst und hängen sie in ihr Harnsteinzimmer.

Der Mann untenrum

Skrotum	Hodensack. (Warum muss der Mann just dort, wo die nächste Generation vorbereitet wird, 60 Jahre älter aussehen als der Rest des Körpers?)
Prostata	Vorsteherdrüse. Warum die so heißt, vorstehe wer will.

Testes	Hoden. Sie produzieren Testosteron, was wiederum Muskeln, Haare und »Nur-an-eins-denken-können« produziert.
Epididymis	Nebenhoden. Entzündung dort selbst:
Epididymitis	Sehr unangenehm – von der Schwierigkeit des stotterfreien Aussprechens mal ganz abgesehen.

Häufige Erkrankungen

Hodenhochstand

Der Hoden verbleibt in der Leiste oder Bauchhöhle. Häufig bei kleinen Jungs.
Für die großen Jungs: mal bei Gelegenheit nachzählen. Zwei ist gut; sinds weniger oder mehr: zum Arzt!

Cremasterreflex

Schutzreflex des Mannes, ausgelöst durch Bestreichen der Oberschenkel-Innenseite. Der Musculus cremaster zieht alle empfindlichen Teile des Mannes so nah an den Körper, wie es nur geht. Dieser Rückzugsreflex ist begleitet von entsprechenden Gefühlen, von Gänsehaut bis zur milden Panik.

Cellohoden

Durch die Vibrationen des Instruments kommt es oft zu Potenzstörungen. Therapie: Umsteigen auf Triangel.

Prostatitis, auch: **Urogenitalsyndrom**

Die Vorsteherdrüse ist entzündet durch dauerhafte Reizung wie Motorradfahren, Reiten, Unterkühlung. Erste Hilfe für Cowboys: Absteigen und Tee trinken!

Prostata-Hyperplasie oder Neoplasie

Im Alter wird die Prostata größer und das Pinkeln mühsamer, von stotternd über zögerlich bis zum kompletten Harnverhalt.
Das gutartige Wachstum im Alter – benigne Hyperplasie (BPH) – ist zu unterscheiden vom fiesen Wachstum, der Neoplasie, sprich, dem Prostata-Karzinom. Sehr häufig, gerade bei Männern.
Und wer sich ärgert, dass Frauen länger leben – einfach mal zur Früherkennung! Jungs, geht hin und beugt euch kurz eurem Schicksal!

MERKE Wenn man am Pissoir nicht mehr die Rückwand der Keramik trifft, bei Gelegenheit zum Arzt. Sofort gehen, wenn man auch nicht mehr die Vorderwand trifft!

VORSICHT Bei »digitale Untersuchung« denkt der Mann erst mal an High-Tech-Computer und erwartet beim Urologen so etwas wie eine Digital-Kamera. Was ihn dort wirklich erwartet? »Digitus« verspricht nichts weiter als »den Finger«!
So verwirrt die Terminologie bisweilen. Gerade in dieser Region des Körpers erwartet man nicht digital – wenn überhaupt, dann analog.
Die auf beiden Seiten wenig geschätzte Prozedur heißt »Per Rectum«, abgekürzt PR. Und jetzt dürfte auch klar sein, was PR-Agenturen alles machen.

Der Penis

Der Penis heißt auch medizinisch Penis. Umgangssprachlich kennen Sie wahrscheinlich noch mehr Ausdrücke als ich!

Anatomie

Glans	Eichel (Merkhilfe: Glans sucht Gloria)
Corpora cavernosa, corpora spongiosa	Schwellkörper. Geschwollener hätte man es auch nicht bezeichnen können.

Unannehmlichkeiten

Phimose
Nix für Mimosen. Verwachsene Vorhaut. (Norddeutsch auch: Engholm)

Mikropenis
Genau das. Es kommt im Leben eben auch auf die kleinen Dinge an!

Priapismus
Dauerständer. Vermeintliche Freude, die sich von alleine legt, sobald der Schwellkörper wegen Blutstau unwiderruflich ausleiert.

Varikozele
Krampfader am Geschlechtsteil. Statt schämen einfach behaupten: »Das kommt vom vielen Stehen!«

Therapie der erektilen Dysfunktion/»Impotenz«

Dem männlichen Genitale aus der Seele sprach der Dichter Robert Gernhardt: »*Weich ist weich und hart ist hart. Aber immer weich ist besonders hart.*«

Viagra
Das blaue Wunder. Eins der meistverkauften Medikamente, obwohl jeder Mann es in der Apotheke immer nur »für einen Freund« besorgt. Und das Tolle: Dabei lügt er noch nicht einmal!

SKAT, Schwellkörper-Auto-Injektions-Therapie
Spritze direkt ins beste Stück. Klingt brutal, ist aber besser als Kartenspielen.

Implantate
Ferngesteuerte hydraulische Elemente. Man erigiert auf Pump.

Die erste ärztliche Pflicht besteht in der Notaufnahme oftmals darin, nicht zu lachen, wenn der Patient versucht zu erklären, wie es zu dem Unfall kam. Ein Wortprotokoll:

Am Morgen des Unfalltages wollte der Patient in Abwesenheit seiner Frau die Wohnung staubsaugen. Als er die Düse des Staubsaugers wechseln wollte – er hatte dabei keine Hosen an – geriet sein Penis in den Staubsaugerpropeller. Als die Wunde am Abend immer noch blutete, habe ihm seine Frau zu einem Arztbesuch geraten.

Wegen solcher wahren Horrorgeschichten führen Männer Haushaltstätigkeiten nur höchst ungern aus.

FÜR DEN ALLTAG
Eine frohe Botschaft aus der Forschung:
Masturbation schützt nachweislich vor Prostatakrebs! Endlich eine Gesundheitsmaßnahme, für die man auch Jugendliche begeistern kann!

MERKE Spermien haben eine verdammt lange Strecke vor sich und brauchen dafür viel Energie, die in der Flüssigkeit in Form von Zucker mitgeliefert wird. Nicht etwa Rohr-Zucker, sondern Fruchtzucker, Fructose. Die frohe Botschaft: Sperma ist auch für Diabetiker geeignet!

Die Frau untenrum

Die Frau hat mehr erogene Zonen als der Mann Hände. Umgekehrt gilt: Hat die Frau ihre Hände an allen erogenen Zonen des Mannes, hat sie immer noch eine Hand übrig für eine ihrer eigenen Zonen. Klingt komisch, ist aber so.
Der Körper einer Frau ist und bleibt ein Rätsel. Für sie selbst, ihren Arzt und erst recht für jeden Mann, der auf der Suche nach dem G-Punkt schon an den Punkten A bis F scheitert!

Beim Frauenarzt

Viele Frauen gehen lieber zu einer Frau als zu einem Mann. Verständlich: Ist der Mann unsympathisch, will man nicht von ihm berührt werden. Ist er sympathisch, will man sich ihm nicht gleich so zeigen. Im Gegensatz zum Zahnarzt ist eine Unterhaltung auf dem Behandlungsstuhl zwar möglich, aber mit weniger Blickkontakt.

Umstritten ist, ob die Instrumente besser angewärmt oder kalt verwendet werden sollten. Bei kalt hat man wenigstens nicht die Assoziation, es hätte schon jemand anderes vorgewärmt.

Fachbegriffe

Hyster

für Uterus, Gebärmutter. Im Wort »Hysterie« überlebt die alte Macho-Idee, dass die Seele der Frau in der Gebärmutter steckt. Seit es die Hyster-Ektomie gibt, die Gebärmutter-Entfernung, gilt dies als widerlegt, denn, oh Wunder, die Frauen haben weiterhin eine Seele!

Kolpo

für Vagina, Scheide. Kolposkopie ist das unverbindliche »Ich schau mal wieder rein.« Weil das im Normalzustand nicht weit führt, führt der Facharzt das »Spekulum« ein, das so aussieht wie ein Pelikanschnabel.

PAP-Abstrich

Gewebeprobe vom Gebärmutterhals zur Früherkennung von veränderten Zellen. Sinnvolle Sache.
Großer Nachteil: viele Fehlalarme. Meist hilft abwarten und später noch mal schauen. PAP ist oft »Panik auf Probe«.

Wunderwelt der Hormone

Meno	Monatsfluss (umgangssprachlich: »Ausgerechnet heute, ach Menno!«)
A-Meno-rrhö	Ausbleiben der monatlichen Blutung. Je nach vermutetem Grund sehr unterschiedlich zu interpretieren.
Meno-Pause	Der Körper sagt »Mach mal Pause mit ach Menno.«
Klimakterium	Plötzliche Klimaveränderungen wie Hitzewallungen und Gefühlsstürme im Körper.
Wechseljahre	Die Jahre, in denen man gerne den Partner wechselt.
PMS	Prämenstruelles Syndrom. Wenn Sie es kennen, wissen Sie Bescheid. Wenn nicht, seien Sie froh!

Verhütung

Ovulation

Eisprung. In der Mitte des Zyklus, oft ausgelöst und begleitet durch psychische Erregung. So kommt es seit den Beatles bei Pop-Konzerten in den ersten Reihen zu massenhaften Eisprüngen im Stehen, »Standing Ovulations«.

Orale Kontrazeptiva

Auch Ovulationshemmer. Im Volksmund schlicht: »Die Pille«. Als weiteres orales Verhütungsmittel gilt auch ein starker schwäbischer oder sächsischer Dialekt.

Fruchtbarkeit und Schwangerschaft

Die Ironie des Schicksals will es, dass die Chance, tatsächlich schwanger zu sein, umgekehrt proportional ist zu dem Wunsch, schwanger zu werden.

Höchstwahrscheinlich:	Singlefrauen
Weniger wahrscheinlich:	Verheiratete Frauen, deren Gatte sterilisiert ist.
Unwahrscheinlich:	Jungfrauen
Noch unwahrscheinlicher:	Frauen in fester Beziehung, die sich ein Kind wünschen.

Unverhofft kommt oft – nicht immer, aber immer öfter.

Freud und Leid der Sexualität

Die geschlechtliche Vereinigung hat neben dem Erhalt der Art als höchstes Ziel die spirituelle Verschmelzung von Mann und Frau. Kommt es aber z. B. durch einen Vaginismus (Scheidenkrampf) auf körperlicher Ebene tatsächlich zu einer dauerhaften Verbindung, ist dies weder spirituell noch sonst irgendwie erwünscht. So ist es mit vielen Dingen beim Sex – es ist und bleibt ein Akt.

Penisbruch

korrekt: Ruptur der Corpora Cavernosa. Häufig verursacht durch den falschen Ehrgeiz älterer Männer, ihre junge Geliebte mit akrobatischen Stellungen zu überraschen. Seit Mitte der 90er-Jahre auch bekannt als »Morbus Bohlen«, auf Italienisch »Latte macchiato«. Es ist kein Bruch im engeren Sinne einer Fraktur, denn im Gegensatz zum Hai steckt beim Menschen kein Knochen drin. Entsprechend wird auch kein Gips angelegt, lediglich eine Schiene, damit alles wieder gut zusammenwachsen kann. Auf die Größe kommt es bekanntlich nicht an, aber die Richtung sollte doch stimmen.

Infekte

Leben wird sexuell übertragen. Aber nicht nur menschliches, sondern auch andere Lebensformen wie Gonorrhö (Tripper), Syphilis (Schanker), Herpes, Chlamydien und Papilloma-Viren (Warzen und Gebärmutterhalskrebs)...
HIV, Hepatitis und Alimente – alles gute Gründe für Kondome zur Verhängnisverhütung! Gegen Papilloma-Viren kann man inzwischen impfen, gegen alles andere nicht.

MERKE Es ist leichter, einem Elefanten auszuweichen als einem Erreger.
Der Doktor rät: Präservative auch im Hochsommer überziehen.

Ejaculatio praecox
Ein sehr zuvorkommender Mann.

Orgasmus
Kennen viele nur vom Hören, aus der Nachbarschaft. Aber es ist nicht alles Gold, was gröhlt! Sagt eine Frau »Ich komme gleich«, hat das ungefähr die gleiche Verbindlichkeit wie die Aussage in einer Telefonwarteschleife: »Der nächste freie Platz ist für Sie reserviert. Bitte legen Sie nicht auf, wir bemühen uns weiter. Der nächste …«

Laut Umfragen glauben viele Jugendliche, dass man ohne Orgasmus nicht schwanger werden kann. Liebe Jugendliche: Wäre es so, wäre ein großer Teil von Euch nicht geboren worden! Informiert Euch besser, erwartet nicht zu viel, und wenn Ihr groß seid, zeugt viele Kinder!

Innere: Herz, Lunge, Darm und Drüsen

Gesundheit ist der Zustand, in dem der Mensch vergisst, dass er gesund ist! Sobald das »Schweigen der Organe« vorbei ist und wir merken, dass es irgendwo pocht, zieht oder drückt, fühlen viele sich krank. Das häufigste Krankheitsbild der Inneren Medizin sind die »funktionellen Beschwerden«, dicht gefolgt vom »metabolischen Syndrom«.

Alles nur psychosomatisch?

»Psycho« will keiner sein, aber geht es der Seele schlecht, drückt sich das im »Soma«, dem Körper, aus und umgekehrt. Wer wegen körperlicher Beschwerden zum Arzt geht, hat rund in der Hälfte der Fälle »nichts«. Der Arzt könnte fragen: »Wie geht es im Beruf, wie glücklich ist Ihre Partnerschaft, was macht Ihnen wirklich Spaß?« Aber er murmelt lieber Folgendes: »Essentielle, vegetative, idiopathische, funktionelle Dystonie«. Jedes einzelne dieser Wörter steht für: »Keine Ahnung, was da los ist.«

Arzt sagt	Arzt meint
essentiell	Ist da, ohne eine greifbare andere Ursache.
vegetativ	Wird wohl irgendwie mit dem vegetativen Nervenssystem zusammenhängen.
idio-pathisch	Kommt von Krankheit (Pathos) und idiotisch. Also eine idiotische Geschichte, weil nicht klar ist, was sie ausgelöst.
funktionell	Die Funktion ist gestört, das Organ aber noch heil.
Dystonie	Irgendetwas ist aus dem Gleichgewicht.

VORSICHT Idiopathisch darf man nicht mit iatrogen verwechseln. Da weiß man genau, woher es kommt: Es wurde vom Arzt, dem Iatros, gen-eriert. Ein vornehmes Wort für Kunstfehler!

Ist bei der körperlichen Untersuchung alles »o. B.«, also ohne krankhaften Befund, ist für den Arzt der Fall eigentlich damit erledigt. Er könnte jetzt die weisen Worte sprechen: »Ein bisschen Ziehen und Stechen ist ein gesunder Teil des Lebens. Machen Sie sich nichts draus. Alles in Ordnung so. Geh, wohin dein Herz dich trägt und genieße das Leben!«

Aber weil er dafür ja nicht studiert hat, gibt es stattdessen reihenweise Untersuchungen zum Ausschluss exotischer Krankheiten und für die Zwischenzeit Antidepressiva und Beruhigungsmittel. Aber beruhigt sind davon die wenigsten: Profi-Patienten gehen bis 100 Mal pro Jahr zum Arzt, bis ihre Krankenakte mehr wiegt als sie selber. Sie geben nicht auf, bis sie mit irgendeinem »fassbaren« Befund erschöpft in Frührente gehen. Unfassbar!

MERKE Es gibt keine gesunden Menschen – nur Patienten, die nicht gründlich genug untersucht wurden.

Die Verbindung von unseren Gefühlen zur körperlichen Reaktion ist das vegetative Nervensystem. Es hat zwei Leitungswege, den »Sympathikus« und den »Parasympathikus«. Es kann umschalten zwischen »auf 180« und Ruhepuls, Kampf oder Verdauung, Blase aufmachen oder Orgasmus zulassen (beides geht zum Glück nicht gleichzeitig). Der Sympathikus macht den Stress, der Parasympathikus hat die Ruhe weg. Also genau andersrum als in der Umgangssprache:
Sympathische Leute sind Parasympathiker!

VORSICHT Derselbe vegetative Reiz kann völlig unterschiedlich vom Verstand bewertet werden. Sind Sie frisch verliebt, deuten Sie das Grummeln im Bauch als »Schmetterlinge«, an anderen Tagen als »Nie wieder Fischbrötchen«!
»Vegetative« Beschwerden verschwinden nicht durch Willenskraft und Vernunft. Sich auf Befehl zu entspannen klappt selten. Aber Übung macht den Meister. Eine der besten Investitionen in Ihre eigene Gesundheit ist deshalb, ein Entspannungsverfahren zu lernen: Autogenes Training, progressive Muskelrelaxation (gezielt Muskeln zusammenkneifen und lösen) oder Achtsamkeitsmeditation (atmen und gucken, was passiert). Das klingt exotischer als es ist – ausprobieren! Es kann Ihr Leben nicht nur verlängern, sondern auch vertiefen.

Alles angefressen? Das metabolische Syndrom

Metabolismus heißt Stoffwechsel. Wenn ein Körper dauernd mehr Stoffe zu sich nimmt, als er verstoffwechseln kann, nimmt er zu, an Umfang und Blutwerten: zu viel Bauch, zu hoher Blutdruck, zu viel Zucker und Fette. Höchstes Risiko für Herzinfarkt, Schlaganfall, oder Diabetes. Die gute Nachricht: Ist der Bauch weg, ist das Syndrom auch weg.

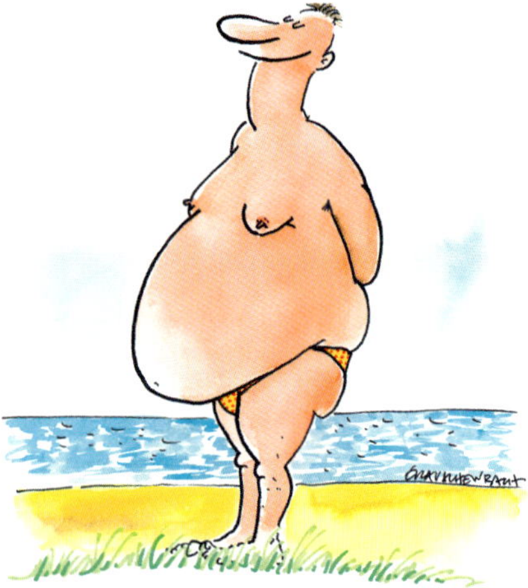

Insgeheim war Walter unheimlich stolz darauf, dass ihm die gepunktete Badehose, mit der er vor 20 Jahren die Damenwelt beeindruckt hatte, immer noch passte.

Arzt sagt	Arzt meint
Adipositas	Fettsucht. Klassische Blickdiagnose
Adipositas permagna	Die Steigerung davon. Blickdiagnose beim Blick aus dem Fenster, da der Patient nicht mehr durch die Tür passt.
Alzheimer-Bulimie	Heftige Fressanfälle, aber dann wird das Erbrechen vergessen.

VORSICHT Abnehmen mit Light-Produkten? Süßstoff wird in der Schweinemast eingesetzt, weil Tiere dadurch schneller zunehmen. Die große Überraschung: Es klappt auch beim Menschen!

Kardiologie – das Herz

Angina Pectoris

Erst wird das Herzkranzgefäß eng, dann fühlt man es in der ganzen Brust. Blöderweise tun die ersten 75% Verengung noch nicht weh. Wenn man was spürt, ist also nur noch ein Viertel des Gefäßes offen, nicht besonders viel.

Koronar, Herzkranzgefäße

Innen fließt das Blut, und trotzdem kann der Herzmuskel drumherum mit Blut unterversorgt sein. Kommt einem so absurd vor, wie auf dem Meer zu verdursten, was aber bekanntlich auch geht.

KHK – Koronare Herzkrankheit

Die Krönung eines gestressten Lebens. Wer bis zum 50. Lebensjahr in Deutschland keinen Herzinfarkt hinlegt, gilt latent als Leistungsverweigerer.

Herzinfarkt, auch: Myokardinfarkt

Etwa jeder dritte Mann und jede sechste Frau erleidet irgendwann im Leben einen Herzinfarkt. Eher gegen Ende des Lebens. Tückisch sind untypische Schmerzen wie ein Stechen im Arm oder im Bauch oder bei Diabetiker gar keine Schmerzen. So werden viele Herzinfarkte nicht sofort als Notfall erkannt.

FÜR DEN ALLTAG Montags sind Herzinfarkte 20 % häufiger als an den anderen Wochentagen. Noch ein Argument für eine Vier-Tage-Woche.

Bypass

»Umleitung«. Eine Vene wird aus dem Bein oder der Brust zweckentfremdet und die enge Stelle am Herzkranzgefäß damit überbrückt.

Pneumologie/Pulmologie – Die Lunge

Der Mensch ist ein pneumatisches Wesen. Das Leben wurde uns eingehaucht, und wir leben so lange, wie wir atmen.

MERKE Wenn es irgendwie geht: immer weiteratmen!

Typische Lungenprobleme

Apnoe

Keine Atmung, z. B. im Schlaf. Erst wird stundenlang geschnarcht, dann plötzlich Totenstille. Der Beischläfer weiß nicht, ob er sich jetzt freuen darf oder den Notarzt holen soll. Mit Apnoe ap ins Schlaflabor, weil sie auf Dauer auf Herz und Hirn schlägt, nicht nur beim Zuhörer.

Asthma bronchiale

Krampfartige Verengung der Bronchien nebst Verschleimung durch Allergie. Auch durch Anstrengung ausgelöst und wird dann fahrlässig mit Leidenschaft verwechselt.

Chronisch obstruktive Bronchitis

Raucherhusten, modern auch COPD, chronic obstructive pulmonary disease – was es aber auch nicht besser macht. Man merkt beim Husten: »Jetzt hast du den Mund aber ganz schön voll genommen.«

Bronchialkarzinom

Lungenkrebs. Ja, Onkel Horst hat immer geraucht und ist nicht am Lungenkrebs gestorben, sondern am Autounfall, als er sich bei Tempo 180 eine anzünden wollte.
Fakt bleibt: Neun von zehn Lungenkrebspatienten sind Raucher, die sich oft gesagt haben: »Ich kann ja aufhören wenn ich was spüre!«
Dazu eine frohe Botschaft: Liebe Raucher, wenn Ihr was spürt, könnt Ihr auch weiterrauchen!

Gastroenterologie – Verdauung, Leber, Darm

Alles, was man in der Gastro-nomie zu sich nimmt, folgt dem Weg der Gastro-logie. Weil der Darm sehr lang ist und Gastrologie allein nicht lang genug, nennt man den Spezialisten für die Gedärme nebst Anhangsgebilden den Gastro-Entero-logen. Dorthin, wo die Sonne nie scheint, bringt er Licht und Heil mit seinem Endoskop, dem Schlauch.
Schlauchschlucken von oben nennt sich Gastro-skopie, die passive Variante von hinten: Kolo-skopie. Eigentlich kann man einmal durch uns durchgucken, es ist nur eine Frage der Technik. Embryologisch betrachtet ist der Mensch ein Darmrohr mit Ausstülpungen. Diese Betrachtungsweise hilft, in bestimmten Situationen anderen Menschen toleranter zu begegnen.

Sobald wir schlucken, beginnt die Reise: durch den Ösophagus (Speiseröhre), in den Ventrikel (Magen). Dann entscheidet der Pylorus (Pförtner), wann der Brei in das Duodenum (Zwolffingerdarm) darf. Nach dem Dünndarm kommt das Kolon (Dickdarm). Auf den letzten 10 Zentimetern geht der ansonsten sehr kurvenreiche Darm in die Zielgerade über: das Rektum. Sonst wären unsere Verdauungsendprodukte kurvig. Die Öffnung nach draußen heißt Anus, für manche auch der Lieferanteneingang.

Bei der Verdauung entstehen bis zu 15 Liter Darmgas. Der Teil, der entweicht, heißt vornehm Flatus, Darmwind. (Flatus cerebri – Hirnfurz, abfällig für »dumme Idee«.)

VORSICHT Bei zu viel Gas zum Gas-troenterologen, auch wenn der die Nase voll hat von Blähungen. Bis zur Behandlung offenes Feuer meiden!

Typische Darm-Erkrankungen

Obstipation

Verstopfung. Alles zwischen mehrfach am Tag und einmal die Woche ist normal. Obst hilft gegen Obst-ipation. Viel trinken, viel Ballaststoffe, viel Bewegung. Don´t panic! Obstipation wird schnell zur Obsession!

Diarrhö

Durchfall. Die Verdauung ist im Eimer. Akut meist durch Infekte wie »Montezumas Rache«.

Reflux-Ösophagitis

Entzündete Speiseröhre durch aufstoßende Magensäfte, Sodbrennen. Vorsichtsmaßnahme: Auf andere Brände verzichten, insbesondere auf Weinbrand.

HP-Gastritis/Ulkus

Entzündung/Geschwür der Magenschleimhaut mit Helicobacter pylori. Ein kleiner Keim, der mit einer Antibiotika-Kombi eradiziert (ausgerottet) wird. In der Klinik wird zwischen Keim und Patient sprachlich nicht immer unterschieden: »Ist Herr Meier von Zimmer 12 schon eradiziert worden?«

Kolon irritabile

Reizdarm, typische »funktionelle Beschwerden«. Wer einen Reizdarm hat, ist schnell gereizt, was wiederum auf den Magen und den Darm schlägt. Ein Teufelskreis. Weder bösartig, noch ansteckend, nur lästig.

Fremdkörper

Die Gastros sind Meister der Fremdkörper-Entfernung. Mit dem Endoskop werden regelmäßig Ringe, Fischgräten und ganze Playmobilfamilien vor dem endgültigen Verschlucken gerettet. Auch aus dem Rektum werden routiniert Flaschen, Gemüse und Elektrogeräte entfernt, wobei keiner wissen will, wie die dahin gekommen sind!

Leber

Die Leber wird von den meisten Menschen nur als störend empfunden auf dem Weg in den Vollrausch. Dabei ist sie höchst produktiv und stellt Hormone, Gerinnungsstoffe und das ganze Handwerkszeug für den Fettstoffwechsel her wie Galle und Cholesterin.
Wird die Leber zerstört, schwimmen viele Gifte weiter bis ins Hirn und stören die letzten Nervenzellen, die der Alkohol noch übrig gelassen hat.

MERKE Die Leber wächst mit ihren Aufgaben.

Bauchglatze
Haarausfall unterhalb des Bauchnabels. Männer haben normalerweise keine klare Begrenzung ihrer Schambehaarung in Richtung Bauchnabel. Die Haare wachsen eher ungeordnet verstreut, im Gegensatz zur Frau. Bei gestörter Leber ändert sich die Hormonhaushaltslage. Der Mann, der doch gerade durch ungehemmtes Saufen männlich wirken wollte, wird weiblicher: Die Haare am Bauchnabel fallen aus, und zusätzlich zur Bauchglatze wächst ihm der Busen. Fachsprache: Gynäkomastie. Umgangssprache: Biertitte.

Pankreas, Bauchspeicheldrüse

Wenn uns das Wasser im Munde zusammenläuft, dann läuft eine Etage tiefer die Produktion an, in der Bauchspeicheldrüse. Denn wir könnten keine Zucker verdauen ohne Insulin, kein Fett ohne die Enzyme aus dem Pankreas.

Diabetes mellitus

Wörtlich: »Süßer Durchfluss« oder »Honigharn«. Bevor man Teststreifen hatte, wurde der Urin mit Finger und Zunge »getestet«. Weil Insulin fehlt und die Körperzellen den Zucker nicht aufnehmen, taucht er im Urin auf. Der Körper versucht zu verdünnen, und man trinkt automatisch mehr, was die Hauptsymptome Polydipsie (Durst) und Polyurie (viel Pullern) erklärt.

Das Leben als Diabetiker ist eine Frage der »Einstellung«. Nur ein Drittel der Diabetiker in Deutschland ist gut »eingestellt«, hat also halbwegs normale Blutzuckerwerte. Die mühsame Dosisfindung wird oft nicht ernst genommen, weil Spätschäden bekanntlich erst später auftreten, dafür aber gleich an die Nieren, auf die Nerven und ins Auge gehen.

MERKE Immer mehr Jugendliche entwickeln aufgrund ihres Übergewichtes »Altersdiabetes«. Das ist im wahrsten Sinne ein schwerwiegendes Problem.

Äußere: Haut und Haare

Die Haut ist mehr als die Benutzeroberfläche des Menschen. Sie ist sein größtes Organ. Obwohl sie stellenweise sehr dünn ist, wiegt sie viele Kilos. Auch ungeschminkt! Der Dermatologe lebt von zwei festen Tatsachen: Dass wir erstens nicht aus unserer Haut fahren können. Und dass zweitens praktisch jede Hautkrankheit kurzfristig besser wird, wenn man Kortison draufschmiert. Kortisoncreme heißt nicht umsonst »Praxis-Eröffnungs-Salbe«.

Falten

Gehören dazu. Insbesondere die Lachfalten. Wenn ich eine Frau sehe, die über 25 Jahre alt ist und keine Falten um die Augen hat, dann frage ich mich nicht »Was hat die für eine Nachtcreme?« Ich frage mich: »Was hat die für eine Einstellung?«

Aber die moderne Frau bewaffnet sich mit einer der giftigsten Biowaffen der Welt, Botox, und glättet sich die Falten, indem sie die Muskeln unter der Haut lähmt. Dummerweise haben aber gerade die Muskeln im Gesicht nicht nur die Aufgabe, Falten zu werfen, sondern auch vielsagende Blicke. Der größte Teil der Kommunikation läuft über die Mimik ab. Wer sich diesen Sendekanal lähmt, sieht eventuell fünf Jahre jünger aus, aber mit Sicherheit auch 30 IQ-Punkte dümmer!

Da sagen sich viele Männer: »Das ist es mir wert!«

Typische Hautkrankheiten – rot/weiß

Erythem
wird langsam und großflächig rot, z. B. Sonnenbrand.

Exanthem
wird schnell und fleckig rot, z. B. Allergien, Masern.

Mallorca-Akne
Hier sind zwei Dinge »ausschlaggebend«: zu viel Sonne und zu viel schlechte Sonnencreme. Der Ausschlag sorgt dafür, dass der Betroffene sich die nächsten Tage nicht aus dem Hotelzimmer traut. Schon schlimm, wenn die Haut schlauer ist als man selbst!

Schwangerschaftsstreifen
Entstehen durch Risse im unterliegenden Bindegewebe. Sind bei Männern auch ohne Schwangerschaft möglich.

Typische Hautkrankheiten – juckend

Neurodermitis
auch: Atopisches Ekzem. Harmlos für alle anderen. Kommt nachweislich nicht durch eine neurotische Mutter, sondern durch Irrläufer im Immunsystem. Neurodermitiker sind übrigens auch allergisch auf alle wohlmeinenden psychosomatischen Deutungsversuche, dass ein Teil von ihnen auch irgendwie im Unterbewusstsein ein Stück weit gerne »aufgekratzt« ist.

Psoriasis

Schuppenflechte. Die Flechte ist nicht sexy, aber so ungefährlich wie Kopfhautschuppen, nur eben sichtbarer und alles auf einem Fleck.

MERKE Was ganz fies aussieht, ist nur selten ansteckend.

Mykosen, Pilze

Pilze lieben es überall, wo es warm und feucht zugeht, also zwischen den Zehen und zwischen den Beinen. Etwa jeder dritte Mensch ist ständig in Begleitung eines Pilzes, um nicht zu sagen: auf Schritt und Tritt. In speziellen Fällen auch nur im Schritt.

Typische Hautkrankheiten – dunkel

Gutwillig: Leberflecken

Haben natürlich nix mit der Leber zu tun, können aber bösartig werden. Deshalb im Auge behalten oder gar nicht behalten, sondern rausschneiden lassen.

Böswillig: Melanom

Schwarzer Hautkrebs. Verdacht bei unregelmäßigem Rand, unterschiedlicher Schwärzung und Oberfläche.

Mutwillig: Tatoos

Piercings kann man wieder entfernen, aber Tatoos? Kein Girlie käme auf die Idee, in ihrem Zimmer anstelle eines Posters, das leicht wieder zu entfernen geht, gleich die Wand für immer in Freskentechnik zu bemalen. Aber beim eigenen Körper ist man nicht so wählerisch.

VORSICHT Besonders im Bauchbereich wird aus dem delikaten Delfin von einst nach Schwangerschaft und Gewichtszunahme leicht ein gestrandeter Wal.

Haare

Alopezie

Haarausfall. Haare am Kopf werden leicht ausfallend, gerade bei Männern. Der schwache Trost: Die Summe der Haare am männlichen Körper bleibt über die Lebenszeit in etwa konstant. Alles was oben verloren geht, wächst an anderer Stelle wieder nach, aus Ohren, Nase und Rücken.

Hirsutismus

Übermäßige Behaarung. Ein alter Dermatologenwitz: *Warum lassen sich Italiener einen Schnurrbart stehen? – Damit sie so aussehen wie Mama.*

Alles, was nervt: Psychiater und Neurologen

Das menschliche Gehirn besteht zu 80 % aus Wasser. Das merkt man manchen Leuten deutlicher an als anderen. Unser Nervensystem ist das komplizierteste Gebilde der Welt. Dummerweise kommt es ohne Gebrauchsanweisung. Und so gehen die meisten Leute falsch damit um. Die sagen sich: »Ich möchte mir das Hirn möglichst lange frisch erhalten, indem ich es möglichst selten benutze!« Falsch – das Hirn kann man trainieren wie einen Muskel. Ihr Kopf ist formbar, bilden Sie etwas Schönes daraus!

Wenn man sich klarmacht, wie oft jeder blöde Computer abstürzt, ist es kein Wunder, dass psychische Erkrankungen zu den häufigsten Störungen überhaupt gehören. Entgegen der Volksmeinung sind die Heilungschancen bei Depression, Schizophrenie und Ängsten sehr gut! Kein Grund, sich ihrer zu schämen.

Also auf zum Profi, nur zu wem?

Die Familie der Psychos

Neurologe

Der Nervenarzt. Kennt die Leitungen vom Kopf bis in die Zehe. Zuständig wenn die Hand wackelt, die Zehe kribbelt oder der Arm taub wird.

Psychiater

Der Seelenarzt. Einer der wenigen Ärzte, die auf der Straße von ihren Patienten nicht gegrüßt werden.

Psychologe

Kein Arzt, sondern eben nur -loge. Der Psych-iater hat Medizin studiert, darf Sie anfassen und ins MRT stecken. Der Psycho-loge darf nur fragen und zuhören. Der Psychiater gibt die Diagnose und die Medikamente, der Psycho-loge macht die Psychotherapie.
Was auf Dauer dem Menschen besser tut, darüber sind die beiden Berufe im Dauerstreit. Aus Protest und Leidenschaft machen manche Psychiater auch Psychotherapie.

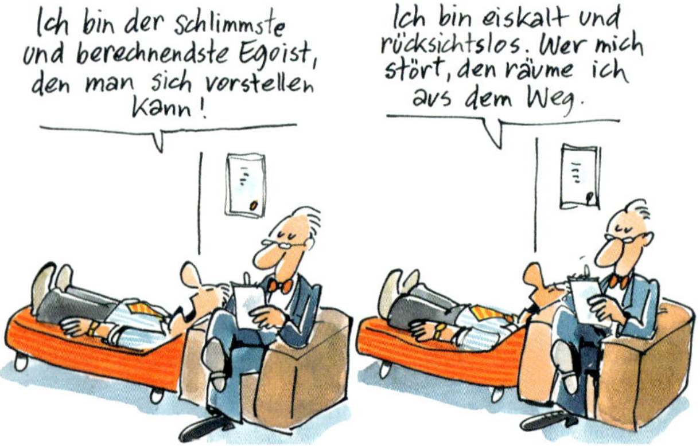
Ich bin der schlimmste und berechnendste Egoist, den man sich vorstellen kann!
Ich bin eiskalt und rücksichtslos. Wer mich stört, den räume ich aus dem Weg.

Psychosomatiker

Meist ein Facharzt für Innere Medizin, der sich ganz auf das Zusammenspiel von Seele und Körper spezialisiert hat. Wenn man nichts Greifbares findet, soll immer die Seele schuld sein. Kein Wunder, dass sie Schuldkomplexe hat!

Psychotherapeut

Worte können wirksamer sein als Medikamente. So sind viele Friseure, Taxifahrer und Kneipenwirte psychotherapeutisch tätig, allerdings ohne Kassenzulassung. Die Kasse bezahlt nämlich nur für zwei von den 200 verschiedenen Therapieformen: Psychoanalyse und Verhaltenstherapie. Was in der Psychotherapie tatsächlich wirkt, ist

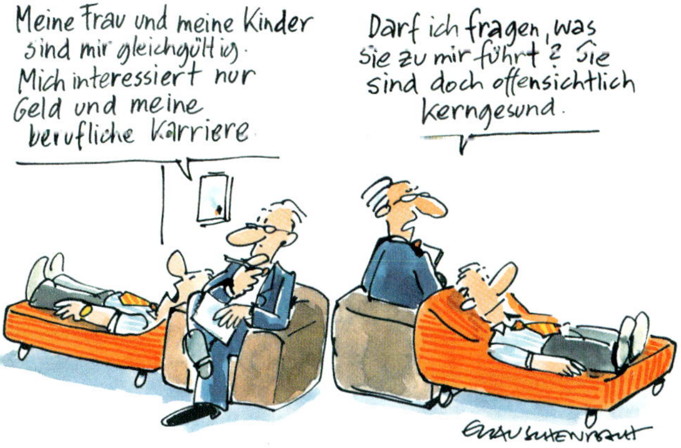
Meine Frau und meine Kinder sind mir gleichgültig. Mich interessiert nur Geld und meine berufliche Karriere
Darf ich fragen, was Sie zu mir führt? Sie sind doch offensichtlich kerngesund.

nicht die theoretische Ausrichtung des Therapeuten, sondern seine Ausstrahlung.

TIPP Der Therapeut sollte einem grundsätzlich sympathisch sein und in der menschlichen Reife etwas voraus. Also mindestens eine Woche!

Die wichtigsten Nerven-Krankheiten

Apoplexie

Schlaganfall. Kommt selten wie ein Schlag aus heiterem Himmel, sondern häufig als Folge von hohem Blutdruck, Rauchen und Bewegungsmangel. Im Prinzip die gleiche Erkrankung wie ein Herzinfarkt, nur ein anderes Organ und eine andere öffentliche Bewertung. Mit einem Herzinfarkt ist man der König auf jeder Party, mit einem Schlaganfall bekommt man nicht die gleiche gesellschaftliche Anerkennung. Medizinisch und menschlich unfair!

Neurose

»Macke«, die einen selbst nicht ernsthaft krank macht, nur alle, mit denen man zu tun hat.

Depression

Der Patient ist längere Zeit gefühlsmäßig nicht auf der Höhe, sondern in der Tiefe. Eine der häufigsten Krankheiten des Menschen überhaupt. Kombi mit Anhedonie (keine Lust auf gar nichts), Antriebslosigkeit und Schlafstörung. Statt einer Morgenlatte hat man morgens nur ein Brett vor dem Kopf und einen bleiernen Tag vor sich. Es ist keine Schande, depressiv zu sein. Blöd ist nur, nichts dagegen zu unternehmen!

ÜBUNG

Für alles, was abhängig macht, gibt es einen Schwarzmarkt. Antidepressiva machen nicht süchtig. Probieren Sie doch einfach mal, nachts am Bahnhof ein Antidepressivum zu kaufen. Die Junkies werden Sie relativ fassungslos anschauen.

Manie

Maniker halten sich für die Größten, quatschen, shoppen, vögeln wild durch die Gegend und ruinieren ihren Ruf und Hab und Gut. Dummerweise fühlen sie sich dabei oft prächtig und wollen erstmal gar nicht behandelt werden.

MERKE Die Vorstufe der Manie, die Hypomanie, gilt als Grundvoraussetzung für jeden Hype im Showbusiness.

Psychose/Schizophrenie

Während man Depressive noch halbwegs verstehen kann, sind Psychotiker nicht mehr einfühlbar. Der Patient weiß nicht, wo seine Gedanken anfangen und enden und wer mithört. Das klingt lustiger als es ist und kann jeden treffen. Eine »Wahnsinnsstimmung« wünscht man sich nur bei Volksmusiksendungen.

Ängste

Angststörungen betreffen 15 Prozent aller Leute irgendwann mal und können gut mit Verhaltenstherapie behandelt werden. Angst ist immer relativ zum Umfeld: Es geht einem sofort besser, wenn jemand anders noch mehr Angst hat als man selber.

TIPP So bekämpfen Sie Flugangst:
Sobald sich der Pilot vor dem Start meldet mit »Ich bin Christoph Meier und darf Sie jetzt nach Zürich fliegen«, einfach aufspringen und laut schreien: »Oh Gott, nicht der schon wieder!«
Zack – alle anderen schieben Panik, du fliegst entspannter.

Ängste verlieren außerdem ihren Schrecken, wenn man sie benennen kann. Über 500 sind beschrieben, da sollte doch auch für Sie etwas Passendes dabei sein:

Arzt	Deutsch
Arachno-phobie	Angst vor Spinnen
Auto-phobie	Nicht etwa Angst vor Kratzern am Auto, sondern vor dem Alleinsein.
Siderodromo-phobie	Angst, mit der Bahn zu reisen. (Wird oft therapeutisch eingesetzt gegen die Angst, zu früh zu kommen.)

ÜBUNG

Hängen Sie an Ihre eigene Macke -phobie an, und Sie haben eine Diagnose, die sonst keiner hat! Sie schaffen das! Nur keine Angst!

Rowenta-phobie	Angst, das Bügeleisen angelassen zu haben.
Angora-phobie	Der Horror, die völlig falsche Unterwäsche zu tragen, wenn es im Skiurlaub spontan zum Sex kommt.
Claustro-phobie	Angst verrückt zu werden durch alkoholfreies Bier.

Fachbegriffe für sexuelle Verirrungen

Monogamie	Immer derselbe Partner. Das Gegenteil ist nicht etwa Stereo-gamie, sondern:
Bigamie	Zwei Partner. Achtung: Oft doppelte Mühe und nur halber Spaß.
Promiskuität	Bäumchen wechsle dich. Möglichst oft. Betroffene nennt man Promis.

Spielarten und Abarten

Nymphomanie	Ein Frauenleiden, das die Betroffene oft längere Zeit ans Bett fesselt.
Kleptomanie	Der Patient muss viel einstecken.
Sodomie	mit Tieren
Sadomie	mit Leiden
Sodamie	mit Kohlensäure

MERKE Über die Notwendigkeit einer Therapie entscheidet allein der Leidensdruck.

Arzt: »Leiden Sie unter sexuellen Fantasien?«
Patient: »Nein – ich genieße sie!«

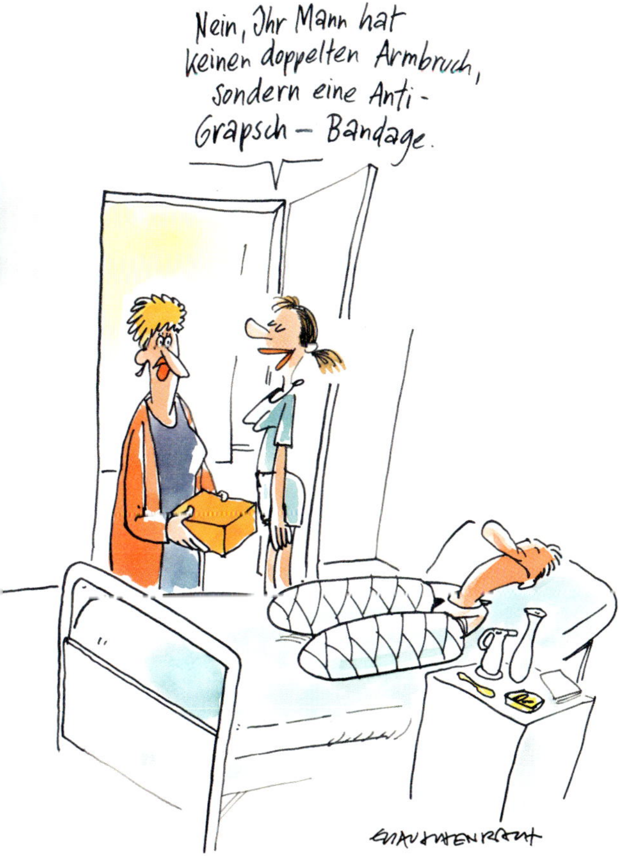
Nein, Ihr Mann hat keinen doppelten Armbruch, sondern eine Anti-Grapsch-Bandage.

Das Krankenhaus ist kein guter Ort für kranke Menschen. Mit der Aufnahme wird alles getan, um aus Personen Patienten zu machen – oder gar Kleinkinder. Man muss zu absurden Zeiten im Bett liegen, ob man will oder nicht. Man bekommt nur noch Breiartiges zu essen und dazu einen Ganzkörper-Sabberlatz um, der hinten offen ist. Die Leute, die man kennt, dürfen nur zu bestimmten Zeiten zu Besuch kommen. Dafür wechseln aber alle unbekannten Ansprechpartner ständig, so dass keiner für irgendwas verantwortlich gemacht werden kann.

Das klingt jetzt erst einmal schlimm. Aber wenn man einmal hinter die Kulissen geschaut hat, weiß man: Es ist noch viel schlimmer. Zu Ihrer Orientierung ein bisschen Geheimwissen und Überlebenstipps für »auf Station«.

Halbgötter – Ärzte

Der Vorwurf, Ärzte spielten sich auf wie Halbgötter in Weiß, ist nur die halbe Wahrheit. Die andere Hälfte steuert der Patient bei. Wer ernsthaft krank ist, will keinen Viertel-, keinen Achtel-, er will einen ganzen Halbgott! Einen der säuft, raucht, nächtelang nicht schläft, und dem das alles nichts ausmacht, denn er ist unsterblich. Ein Supermann. Sein Cape ist der weiße Kittel, die zentrale Insignie der ärztlichen Macht.

Der Kittel

Der weiße Kittel verändert Menschen noch tiefgreifender als jede andere Uniform. In so einem Kittel steht man automatisch gerade! Die Naht ist so gearbeitet, dass sie in der Klinik das Rückgrat zeitweilig ersetzen kann, ohne die Flexibilität zum Buckeln vor dem Chef einzuschränken. Vor dem Patienten gerade, vor dem Chef krumm, und je schneller man diese beiden Bewegungen abwechselt, desto schneller kommt man nach oben.

Je weiter man nach oben steigt, desto länger darf man Leute auf sich warten lassen. Auch aus folgenden Details können Sie Rückschlüsse auf den Dienstgrad ziehen:

Die Kitteltasche

Wenn sich ein Weißkittel zu Ihnen ans Bett setzt und lange zuhört, dann ist der Fall klar: ein Student. Zuhören ist so ein typischer Anfängerfehler.

Studenten haben auch immer die Taschen vollgepackt mit Nachschlagewerken. Faustregel: Je schwerer der Kittel bepackt ist, desto niedriger ist der Ausbildungsstand.

VORSICHT Es gibt zwei Gruppen, die haben nichts in den Kitteltaschen: Zivildienstleistende und Chefs. Mit etwas Übung kann man sie aber unterscheiden. Der eine hat ein Bett vor sich, der andere einen ganzen Tross hinter sich.

Die Brusttasche

Kugelschreiber in verschiedenen Farben von verschiedenen Pharmafirmen: Anfänger. Der Chef trägt mit einem einzigen goldenen Füller die ganze Verantwortung.
Piepser: Gut, aber nicht sehr gut. Wer richtig wichtig ist, ist auch nicht zu erreichen. Der Chef hat keinen Piepser mehr, er meldet sich, wenn ihm danach ist.

VORSICHT Stauschlauch im Kittel ist ein ganz schlechtes Zeichen. Blutabnehmen müssen nur niedere Chargen. Es gibt ein ungeschriebenes Gesetz: Blutabnehmen muss man nur solange, bis man es kann.
Noch ein typisches Zeichen, woran Sie einen Anfänger erkennen: Er trägt den Mundschutz beim Blutabnehmen über den Augen.

Die Chefarztvisite

Die feinste Differenzierung der Macht enthüllt das Ritual der Visite. Der tiefere Sinn ist religiös; die Visite ist die Nachahmung der katholischen Prozession. Es soll dabei für alle, die diesem Brauch beiwohnen, eine heilende Wirkung ausgehen. Genaueres weiß man nicht.
Die Monstranz der Visite ist der Kurvenwagen, der vorneweg geschoben wird. Dahinter folgen streng nach Wichtigkeit sortiert die verschiedenen Ebenen in Pyramidenform. Spannend wird es insbesondere, wenn sich die

Pyramide ins Zimmer quetscht. Da kommen 30 Leute für 20 Sekunden auf 10 Quadratmetern an Ihrem Bett zusammen. Der Chef als erster. Und zack gibt es ein Problem. Denn in den verbleibenden 19 Sekunden müssen 29 Leute die Plätze tauschen, damit die Pyramide auch beim Verlassen des Zimmers richtig aufgestellt ist. Was sich dort möglichst unauffällig vor der Wand abspielt, ist modernes Tanztheater! Das wurde von Pina Bausch an Komplexität nie erreicht. Und wie viele erwachsene Menschen gemeinsam eine Tür aufhalten, die die ganze Zeit offen steht! Das muss man erlebt haben, um es zu glauben!

Die Dialoge bei der Visite sind ebenfalls streng reglementiert. Zuerst begrüßt der Chef den Patienten und gibt ihm die Hand. Damit überträgt er zwar Bakterien – aber nicht irgendwelche! Wenn schon Krankenhausinfektion, dann doch bitte eine gewichtige!
Nach dem Händeschütteln diskutieren Chef, Oberarzt, Stationsarzt und Student, warum wer etwas nicht untersucht und bedacht hat, welches englische Fachblatt jüngst dazu einen wichtigen Artikel veröffentlicht hat, und wer jetzt der Idiot ist, der das raussuchen und kopieren muss (Antwort: der Student). Nach langer und fruchtloser Diskussion gibt es vom Chef noch ein aufmunterndes »Das wird schon!«, und die Karawane zieht weiter ins nächste Zimmer.

Was von der Visite unterm Strich übrig bleibt, entscheidet die Oberschwester. Sie kennt den Chef und die Patienten am besten, und jeder Doktor, der halbwegs bei Verstand ist, hält sich an ihren Beschluss.

ÜBUNG

Kaufen Sie sich einen Arztkittel. Das geht auch ohne Berufsnachweis. Laufen Sie damit zuerst nur in der Wohnung herum. Automatisch verändert sich zunächst Ihr Gang, dann Ihr Verhalten und das Ihrer Umgebung. Sie werden sich nicht mehr an den Frühstückstisch setzen, sondern sich hinter den Familienangehörigen aufbauen und ungebetene Kommentare absondern wie: »Na, was essen wir denn da? Hatte ich das wirklich schon wieder erlaubt?«

Und Sie werden erstaunt sein, wie Menschen, die schon lange nicht mehr an den Weihnachtsmann glauben, beim Anblick eines Kittels den ehrfürchtigen Blick eines Vierjährigen am Heiligen Abend annehmen.

Fortgeschrittene üben im Kittel in der Öffentlichkeit. Ich zum Beispiel ziehe den Kittel gerne an, wenn ich auf die Post muss. Da gibt es jetzt ja immer diese eine, ewig lange Schlange. Und für diesen Satz hab ich neun Jahre geackert: »Lassen Sie mich durch, ich bin Arzt.«
Funktioniert!

Halbengel – Schwestern und Pfleger

Die eigentliche Macht auf Station gehört den Krankenschwestern. Sie erfassen nicht nur ständig Ihre Vitalfunktionen wie Puls und Stuhlgang, sondern haben auch den größten Einfluss auf Ihre Lebensumstände: welches Zimmer und welches Essen Sie bekommen, wann Sie geweckt werden und wer Ihnen den Einlauf verpasst.

Krankenschwestern können für Patienten den Aufenthalt auf Station sehr angenehm machen – oder auch zur Hölle. Für die Ärzte übrigens genauso.

»Schwester« gibt es nur in der weiblichen Form. Krankenbrüder heißen Pfleger. Bisweilen interessieren sich Pfleger mehr für andere Pfleger als für die Schwestern. Dann kann man auch Krankenbrüder sagen. Aus Rache interessieren sich Schwestern grundsätzlich nur für Ärzte.

Weil die Ärzte viel öfter die Stationen wechseln, sind die Pflegekräfte die eigentlichen Hüter des Expertenwissens. Dennoch sind sie hierarchisch nur Ausführende der ärztlichen Verordnungen.

Als Patient sollten Sie sich niemals zwischen diese Fronten begeben mit einer unbedachten Äußerungen wie: »Der Arzt hat doch aber gesagt ...«

Die Unfreundlichkeit von Schwestern wird in der Öffentlichkeit stärker diskutiert als die Unfreundlichkeit von Patienten. Klar gibt es manche blöde Reaktion einer Schwester, aber es gibt auch verdammt viele blöde Patienten!

Wichtige Ausdrücke auf Station

Bedarfsmedikation

Schwestern halten sich an Verordnungen, streng unterschieden zwischen Zwangsmedikation und »Bedarfsmedi«. Wenn da in der Akte kein »bei Bedarf« steht, dann wird notfalls ein Patient auch geweckt, wenn er vergessen hat, seine Schlaftablette einzunehmen.

Betten

Betten ist auf Station kein Hauptwort, sondern ein Tätigkeitswort! Schwestern können Dinge, für die sie auf ewig meine volle Anerkennung haben. So die »Schweizer Ecke«, eine spezielle Falttechnik, die es ermöglicht, das Laken unter einem liegenden Patienten so straff zu ziehen, dass es aussieht wie frisch bezogen.
Echte Schwestern verachten Spannbezüge.

Blutdruck

Schwestern messen den Blutdruck. Einige erhöhen ihn sogar.

Dienstpläne / Übergabe

Die Pflege erfolgt schichtweise: Früh/Zwischen/Spät und Nacht. Das Personal wechselt, die Patienten bleiben. Also gibt es eine Übergabe: Die eine Schicht übergibt sich an die nächste, sie kotzt sich aus, was alles los war, und warum man zu dem, was in dieser Schicht hätte erledigt werden müssen, nicht kam.

Infusion

Tropfenweise Zufuhr von Flüssigkeit. Bei Prostatavergrößerung verlässt die Flüssigkeit den Körper auch wieder mit der gleichen Geschwindigkeit. (→ Katheter, s. u.)

Infusionsbesteck

Wer gerade nicht mit Messer und Gabel essen kann, der wird mit einer Infusion i. V. »in die Vene« bespeist.

VORSICHT Unter einem Arztbrief bedeutet i. V. »in Vertretung«. Eine Infusion muss aber jeder selbst entgegennehmen! Werden Infusionen vertauscht, kommt es zur Konfusion.

Katheter

Disziplinarmaßnahme bei Blasenschwäche. Führt dazu, dass auch Männer beim Spazieren im Gang eine Art Handtasche tragen und voller Stolz die Pegel in ihren Urinbeuteln vergleichen.

Klingel

Gedacht als Notruf vom Patientenbett ins Stationszimmer. Weil echte Notfälle selten klingeln, nervige Patienten dagegen oft, lernen Schwestern schnell: Solange jemand noch an die Klingel kommt, kann es nichts Ernstes sein. Und schicken maximal den Pflegepraktikanten los.

Krankenhausessen

»Für den Preis von einem Fünf-Sterne-Hotel würde ich ja wohl erwarten dürfen …« – vergessen Sie es! Die Krankenhausküche ist besser gesichert als Fort Knox. Die Stationsschwestern haben auf das, was im Essenswagen aus dem Keller auf Station hochkommt, nur wenig Einfluss. Ähnlich machtlos sind sie, ob das Essen auch bei Ihnen noch mal hochkommt.

Pflaster

Es gibt zwei Sorten Pflaster. Das eine hält nicht, das andere bekommt man nicht mehr ab. Manche gehen zur Enthaarung ins Waxing-Studio, eine gute Schwester erledigt das beim Verbandswechsel gleich mit und erspart einem dafür das Rasieren vor der OP.

VORSICHT Betreten Sie nie, ich wiederhole nie (!), den Aufenthaltsraum oder das Schwesternzimmer. Wenn keine Schwester auf den Gängen zu sehen ist, wird das einen guten Grund haben: Sie rauchen! Also warten Sie gefälligst eine Zigarettenlänge ab.

Stuhlgang

Dafür gibt es in jeder Krankenakte eine große Spalte, so als wäre dies die wichtigste Funktion und Aufgabe eines Patienten. Unter uns: Wenn Sie gefragt werden, ob Sie schon Stuhlgang hatten, lügen Sie. Sagen Sie immer »ja«! Denn sobald drei Tage kein Punkt in der Kurve ist, lernen Sie die Oberschwester persönlich kennen, von einer ganz anderen Seite!

Zugang

Hat zwei Bedeutungen. Erstens: Ein neuer Patient, der nicht rechtzeitig auf eine andere Station umgelenkt wurde. Und zweitens: der Zugang zu Ihrem Venensystem, sprich: die Kanüle in Ihrem Handrücken. Man »legt« einen Zugang in die Vene und man »verlegt« einen Zugang »auf die Haut«, also auf die dermatologische Station, nachdem sich der Handrücken durch die Kanüle entzündet hat und Blasen wirft.

VORSICHT

Sagen Sie nie – auch nicht im Scherz
»Urinkellner« zu einer Pflegekraft
»Knet-Mäuschen« zu einer Physiotherapeutin
»Perle« zu einer Reinigungsfachkraft.
Die Rache ist bitterlich!

Reinigungsfachkraft mit Migrationshintergrund

Sie sind oft für die Psycho-Hygiene wichtiger als für den Boden. Oft sind sie es, die die längsten Gespräche mit den Patienten führen. In der Muttersprache.

Halbstarke – Chirurgen

Dass es Chirurg und nicht Chirurg-iater heißt, zeigt, dass es sich um keine Heilkunst handelt, sondern um ein Handwerk. Chirurgen wurden über Jahrhunderte nicht den Ärzten, sondern den Metzgern, Friseuren und anderen schneidenden Künsten zugeordnet. Diese historische Demütigung haben die Chirurgen nie ganz verwunden und rächen sich, indem sie sich heute selbst zur Königsdisziplin erklären und das Skalpell zum Zepter. Der Chirurg ist ein Aufschneider und wundert sich täglich, wie viel man von einem Menschen wegschneiden kann, ohne ihn umzubringen.

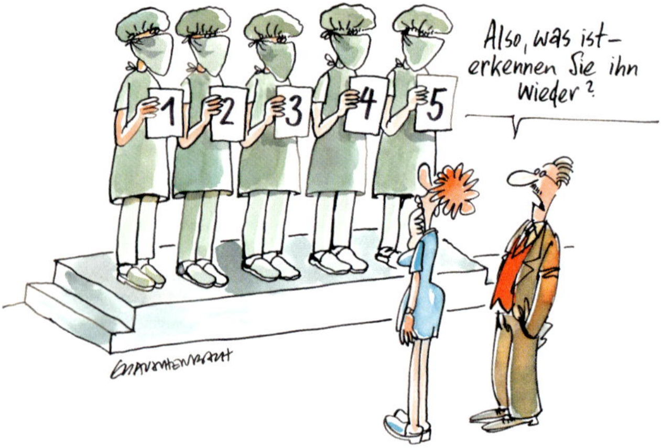

Den Chirurgen wird oft eine gewisse Wortkargheit und Vernarrtheit in ihre Technik nachgesagt. Dazu muss man eins sagen: Stimmt. Aber das ist auch gut so. Der Anspruch der »Ganzheitlichkeit« an jeden Arzt ist völliger Unsinn. Wenn ich bei einem Unfall in mehrere Einzelteile zerlegt wurde, dann bin ich heilfroh, wenn da jemand ist, dem dieser Anblick nichts ausmacht, der nicht reden will, sondern wortkarg und präzise weiß, wo was rangehört und so näht, dass alles nachher wieder zu bewegen ist. Dafür darf er auch gerne nichts von Bachblüten halten.

Chirurgisches Fachvokabular

ubi pus – ibi evacua

Alte Chirurgenweisheit. Frei übersetzt: »Ich bin Eiter – hol mich hier raus.«

Plastik

Operative Wiederherstellung. Die plastische Chirurgie wird auch dann so genannt, wenn sie kein Plastik oder Silikon implantiert. Schönheitschirurgen reden sich gerne an mit: »Was machst du heute für ein Gesicht?«

Die OP-Vorbereitung

Markieren

Besorgen Sie sich einen Edding und schreiben Sie ungeniert auf Ihre Beine »rechts« und »links«. Der Edding ist schwer zu entfernen. Aber noch schwerer ist es, ein irrtümlich entferntes Bein wieder dranzunähen!

Nüchtern

Für die Narkose sollte nichts im Magen sein. Wie streng das Verbot von Speis und Trank gehandhabt wird, ist eine Glaubensfrage.
Ihr Arzt glaubt jedenfalls, dass Sie nüchtern sind. Und erwartet, dass Sie das auch von ihm glauben.

Anästhesie – Die Kunst der Betäubung

Die Angst vor Narkosen ist verständlich, aber weitgehend unbegründet. Es ist sehr viel wahrscheinlicher, von einem Auto überfahren als Opfer eines Narkosezwischenfalls zu werden – zumindest außerhalb eines Krankenhauses.
Der Anästhesist macht vor der OP die Prä-Medikation. Deshalb sollten Sie ihn trotzdem nicht als Prä-Mediziner bezeichnen. Er ist während der OP eindeutig in der besseren Position! Die Gabe von angstlösenden Mitteln heißt in Fachkreisen die »Scheiß-Egal-Spritze«.

Während die Chirurgen sich um den Rest des Leibes kloppen, wacht der Anästhesist über den Kopf und bestimmt, wie viel Sie von dem Ganzen mitbekommen. Ein Lob für nachher: »Ich hab wirklich nichts gespürt!«
(Im privaten Bereich kann selbst ein Anästhesist das nicht verschmerzen.)

Voll-Narkose	Sie bekommen von allem, was passiert »voll« nichts mit.
Teilnarkose	Sie bekommen einen Teil mit.
örtliche Betäubung	Ein ganzer Ort bekommt nichts mit, z.B. Paderborn.

Im OP – Operationssaal

Das englische »operating theatre« drückt aus, dass es sich um eine dramatische Bühnenkunst handelt.
Wie Bayreuth, nur besser. Es geht um Leben und Tod, und wie in der griechischen Tragödie tragen alle Masken. Nur Auserwählte dürfen in das Allerheiligste, und auch nur nach langem rituellen Händewaschen. Alle tragen Grün, als Zeichen der Hoffnung. Der Patient trägt ein groteskes Flügelhemd, was hinten mit einem dünnen Fädchen zusammengehalten wird, um zu symbolisieren: Der Ausgang ist immer offen!

Beispielhafte Operationen

Appendizitis

»Blinddarm«. Oft ist der Wurmfortsatz gar nicht entzündet, aber irgendwie müssen Chirurgen ja auch üben. Was raus ist, kann nicht mehr schaden, und nächstes Mal, wenn der Bauch wehtut, weiß man schon: »Blinddarm isses nicht!« (sogenannte Ausschlussdiagnose).

Anus praeter

Künstlicher Darmausgang. Danach geht einem buchstäblich alles am Arsch vorbei.

Akutes Abdomen

Sammelbezeichnung für: Bauchschmerz, weiß der Geier woher. Weil praktisch jedes Organ im Bauch irgendwann wehtun kann, ist das »akute Abdomen« eine echte Herausforderung. Im Zweifelsfall wird aufgemacht und reingeschaut. Erst recht, seit das endoskopisch geht, sprich: »mikroinvasiv«, mit Schlüsselloch-Chirurgie. Wenn das Schlüsselloch nicht reicht, kann man immer noch die Tür, also den Bauch, aufmachen. Der größte Vorteil der endoskopischen Operationen: Es werden dabei praktisch nie Tupfer im Bauchraum vergessen.

Hämorrhoiden

Zu lange harter Stuhl, und du kannst auf keinem harten Stuhl mehr sitzen, denn die Darmdichtung leiert aus. Wie definiert man nun die präzise Stelle? Dafür stellt sich der Chirurg einfach Ihre Rosette wie ein Zifferblatt vor, und operiert dann bei 3, 7 oder 11 Uhr. Da sag noch einer, Chirurgen hätten keinen Humor!

Hämorrhoiden werden »ligiert«, mit einem Gummiband gewürgt, bis sie aufgeben, oder sie werden durch Spritzen verödet. Freunde natürlicher Heilverfahren bevorzugen es, nach Bielefeld zu reisen. Da veröden Hämorrhoiden von allein.

Stripping

bedeutet nicht, dass der Chirurg sich auszieht. Er zieht nur die Krampfadern aus ihren Beinen heraus. Erwarten Sie nicht zu viel Erotik.

Transplantationen

Die Königsdisziplin der Chrirugie ist nicht die Organ-Entnahme, sondern das erfolgreiche Einpflanzen eines fremden Organs. Der Engpass ist übrigens nicht das Geschick der Operateure, sondern das Ungeschick, wie über Organspende in Deutschland gedacht wird. Jeder hätte gerne ein Organ, wenn es ihm das Leben rettet, aber die wenigsten gehen den nächsten logischen Schritt und besorgen sich einen Organspendeausweis. (Download unter www.hirschhausen.com)
Geiz ist geil. Aber spätestens nach dem Tod kann man gefahrlos großzügig werden. Ich glaube an ein Leben nach dem Tode. Also zumindest in Teilen.

Nach der OP

Thrombose-Prophylaxe: Heparin und Strümpfe

Die Blutung an der Wunde soll stocken, nicht aber das Blut in den Beinen. Damit das nicht passiert, gibt es routinemäßig Heparin. Es wird subkutan, also unter die Haut, gespritzt. Bei einigen Patienten ein Areal, das nicht verfehlt werden kann.

Dazu trägt man Thrombose-Strümpfe. Jeder hasst sie, weil sie immer zu eng sind. Ihr ganzer Sinn besteht ja darin, das Bein zusammenzudrücken. Daher auch Kompressionsstrumpf. Wenn sie wenigstens schwarz wären, könnte man das An- und Ausziehen ja noch mit Stripper-Musik unterlegen. In Grau-Weiß vergeht einem komplett jede erotische Assoziation, obwohl Thrombose-Strümpfe immer halterlos getragen werden.

Wundinfektion

Drei Gruppen kämpfen im Krankenhaus ums Überleben: das Personal, die Patienten und die Bakterien. Die erfolgreichste Gruppe sind leider die Bakterien! Da gibt es inzwischen in jedem Krankenhaus ein paar, die alle Antibiotika bereits überlistet haben und sich ungestört ausbreiten. Sie gehören zur Belegschaft und breiten sich auch über die Belegschaft aus, konkret über ungewaschene Hände. Weil nur etwa die Hälfte der Ärzte ihre Hände vorschriftsmäßig desinfiziert, schützen Sie sich am besten selber. Vermeiden Sie aktiv unnötiges Händeschütteln.

MERKE Wenn es wegen einer Krankenhausinfektion zu einem Prozess kommt, wäscht eine Hand die andere – vorher nicht!

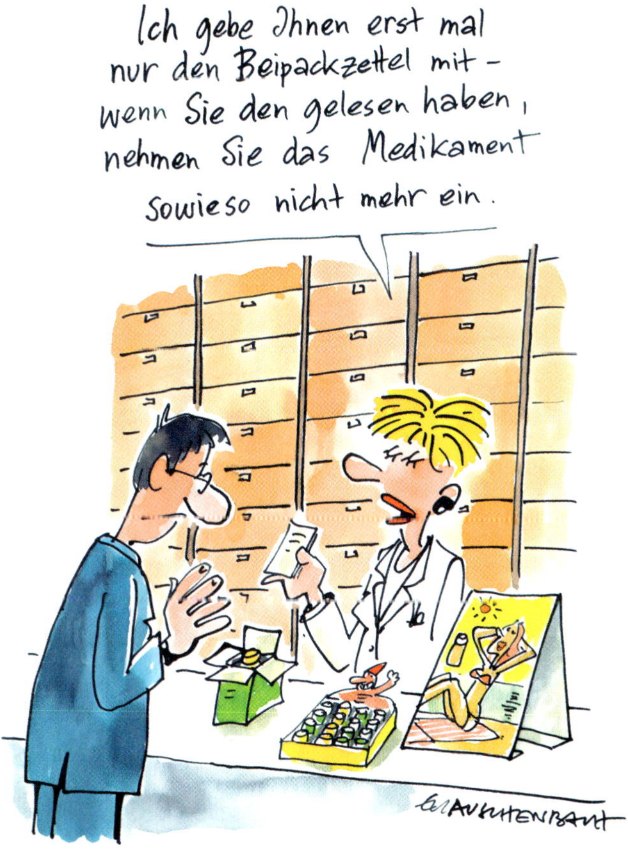
Ich gebe Ihnen erst mal nur den Beipackzettel mit – wenn Sie den gelesen haben, nehmen Sie das Medikament sowieso nicht mehr ein.

Des Menschen Pille ist sein Himmelreich!
Apotheken sind ein spiritueller Ort und für die Seele mindestens genauso wichtig wie die Theke. Kneipenwirt und Apotheker verdienen ihr Geld für zwei Dinge: Zuhören und alkoholische Lösungen. Viele Menschen versuchen, ihre Probleme in Alkohol zu ertränken. Sorgen sind aber gute Schwimmer, und so ist die Stammkundschaft für beide Institutionen dauerhaft gewährleistet. Dass Frauen länger leben als Männer, ist auch eine Frage des Suchtverhaltens und des Preises. Männer trinken Doppelkorn und Klosterbräu, Frauen Doppelherz und Klosterfrau. Apotheken-Tinkturen sind so überteuert, dass sich die weibliche Alkohol-Abhängigkeit oft auf viel niedrigerem Niveau abspielt.

Apotheken verdienen wie Tankstellen ihr meistes Geld gar nicht mit ihrem Kernprodukt, dem Sprit, sondern mit dem, was um die Kasse herum noch so aufgetürmt ist: Tee, Traubenzucker, Cremes und Diätpulver. Das bekommt man überall billiger, aber nie mit Beratung!
Fragen Sie Ihren Arzt oder Apotheker! Ärzte haben nur begrenzt Zeit für den einzelnen Patienten. Der Apotheker kann aber bis Ladenschluss nicht weglaufen; und so finden hier noch richtige Gespräche statt. Diese psychosomatische Grundversorgung der Bevölkerung wird den armen Pillendrehern nicht extra bezahlt und steckt deshalb in den Preisen mit drin.

Ohne Rezept – Selbstmedikation

Alles, was ohne Rezept über den Ladentisch geht, nennt sich OTC over the counter. Ein nicht versiegender Einnahmequell der Apotheken, denn diese Mittel sind häufig »apothekenpflichtig«. Bestes Beispiel: tausendundein Erkältungsmittel. Komisch, dass es Hühnersuppe noch nicht als Zäpfchen gibt. Denn gegen banale Vireninfekte hilft nichts besser als abwarten, Suppe und Tee. Aber wir vertrauen lieber exotischen Tinkturen, die behaupten, das Immunsystem anzuregen. Liebe Leser, Sie können auch Dreck fressen, auch das stimuliert Ihr Immunsystem! Genau dafür ist es da, um bei Kontakt mit seltsamen Substanzen die Abwehr hochzufahren. Ob das aber auch gegen Erkältungen hilft, ist noch lange nicht bewiesen.

Auch bei wirksamen Nasenspülungen mit Salzwasser lohnt sich ein Preisvergleich. Meerwasser in der Apotheke kostet bis zu 5 Euro für 20 Milliliter. Da können Sie sich ausrechnen, was eine Literflasche wert ist, die Sie beim nächsten Strandurlaub für umsonst mit Meerwasser abfüllen. Da haben Sie den Flug schon wieder reingeholt!

MERKE Wenn es für eine Erkrankung viele Mittel gibt, ist wohl keins davon wirksam. Sonst hätte es sich ja irgendwann rumgesprochen.

Vom Arzt verordnet

Welche Mittel der Arzt verordnen kann, steht in der »Roten Liste«. Sie enthält zigtausend Mittelchen, von denen leider die wenigstens vom Aussterben bedroht sind. Fakt ist: Von all den Medikamenten, die verordnet und von der Gemeinschaft bezahlt sind, wird weniger als die Hälfte tatsächlich eingenommen.

Diese »Non-Compliance« (das Nichteinhalten von ärztlichen Ratschlägen) betrachet der Arzt als Trotz, der Patient als Selbsterhaltungstrieb. Tabletten im Werte von 12 Milliarden Euro landen so im Müll oder im Hund. Ein tierischer Unsinn und zum Teil eine Nebenwirkung der Beipackzettel.

TIPP Wenn Sie sowieso kein Medikament wollen, dann sagen Sie das doch bitte gleich zu Beginn des Arztbesuches.

Aber wenn etwas mit gutem Grund verordnet wurde, sollten Sie sich von keinem Beipackzettel abschrecken lassen – auch wenn der sich liest wie das Tagesprotokoll einer ganzen Intensivstation. Es ist sehr unwahrscheinlich, dass alle Nebenwirkungen an einem einzigen Menschen auftreten. Und noch unwahrscheinlicher ist, dass dies ausgerechnet Sie sind.

Die Packung und ihre Beilage

Die Charge

steht außen auf der Packung. Die Chargennummer ist nicht das Verfallsdatum!

Die »Gebrauchsinformation«

ist meist nicht zu gebrauchen. Sie wird auch Waschzettel genannt, weil die Hersteller durch das Auflisten von furchtbaren Dingen ihre Hände in Unschuld waschen.

Indikation

Die »Anzeige«, das Einsatzgebiet, wogegen das Mittel wirken soll. Bei Kopfschmerz ist Acetylsalicylsäure angezeigt.

MERKE Man nehme ein Medikament nur dann, wenn es angezeigt ist. Nicht weil es angesagt ist.

Kontraindikation

Die »Gegenanzeige«, wann man das Mittel auf keinen Fall anwenden darf. Beispiel: Eine bestehende Herzerkrankung ist eine Kontraindikation für Viagra, weil es die Herzgefäße verändert. Was im Zweifelsfall den alten Männern aber egal ist und ihnen einen vorzeitigen, aber kaum zu übertreffenden Tod beschert.

Nebenwirkungen

Viele Nebenwirkungen sind gar keine, sondern eine Folge der Hauptwirkung eines Medikamentes, und man muss sie wohl oder übel in Kauf nehmen. So machen viele Antibiotika auch Durchfall. Denn unser Darm ist mit Milliarden von Bakterien besiedelt, und im Kampf gegen die bösen wird auch immer ein Teil der nützlichen Bakterien als »Kollateralschaden« mit abgetötet.

Ernste Nebenwirkungen gibt es auch. Die sind aber meist sehr selten, z. B. nur einer von 10.000 Fällen. Am besten nimmt man deshalb nicht immer das neueste Medikament, sondern ein Mittel, das schon 10.000 Patienten vor einem genommen haben.

Die Kritiker der Schulmedizin verweisen gerne auf sanfte Verfahren, weil die keine Nebenwirkungen haben. Was aber oft daran liegt, dass sie schlichtweg auch keine Hauptwirkung entfalten.

VORSICHT Auch Placebos haben Nebenwirkungen! Wer erwartet, dass ein Medikament Schwindel macht, dem wird auch ohne Wirkstoff schwindelig. Und das ist nicht geschwindelt!

Plus C

Vitamin C kommt in der Apotheke noch häufiger vor als in Zitrusfrüchten. Echter Vitamin-C-Mangel kam zuletzt bei Seefahrern als Skorbut vor. Heutzutage schlucken wir so viel überschüssiges Vitamin C, dass es gleich wieder ausgepinkelt wird. Deshalb gehen viele Urinproben glatt als Multivitaminsaft durch!

Wirkungseintritt

Wirkungseintritt und Wirkdauer werden plötzlich interessant, wenn man beispielsweise die Einnahme von Viagra auf der einen Bettseite mit dem Wirkungseintritt der Kopfschmerztablette auf der anderen Seite koordinieren will.

Generikum

Nachahmerprodukt. Gleiche Substanz, gleiche Wirkung, aber oft für einen Bruchteil des Preises, weil keine Kosten für Forschung und Entwicklung anfallen.
»Aut idem« (oder das Gleiche) auf dem Rezept erlaubt dem Apotheker die »Substitution«, den Austausch eines Medikaments mit einem Nachahmerprodukt.

Art der Anwendung

Oral auch: **p. o.**, per os (durch den Mund). Zähne zusammenbeißen und Mund auf!

Anal auch: **supp.**, weil Zäpfchen auf schlau Suppositorium heißt. Es mag Menschen geben, die Zäpfchen **supp**er finden. Der Grund für Zäpfchen ist übrigens keine sadistische Veranlagung der Zunft. Viele Medikamente werden im Magen zersetzt und unwirksam. Über die Darmschleimhaut kommt die Substanz dagegen sicher ins Blut. Und über diesen Weg dringt kein Zäpfchen bis zum Magen vor, selbst wenn Sie es mit Schwung reinschieben.

VORSICHT Anal-getikum heißt nur Schmerzmittel. Nichts weiter. Tabletten aus Unwissenheit zu Zäpfchen zu machen, kann wiederum Schmerzen verursachen. Ein Teufelskreis. Gut, dass wir darüber geredet haben.

Dosis

Ein beliebtes Missverständnis: Viel hilft viel! Die Dosis macht das Gift. Auch mit Wasser kann man sich umbringen; alles nur eine Frage der Menge.

MERKE Überdosen sind leichter in den Körper hineinzubekommen als wieder raus! Im Notfall kann die Ausscheidung in jede Richtung beschleunigt werden. Ersparen Sie sich und mir die Details.

Manche Tabletten muss man vor, während oder nach den Mahlzeiten einnehmen. Wenn man erst mal Herzpatient ist, so mit 30/40 Tabletten pro Tag, dann heißt es: Nehmen Sie die Mahlzeit zwischen den Tabletten ein!

Wechselwirkung

Der wichtigste Teil und potenziell der gefährlichste. Besser einmal zu viel als zu wenig dem Doktor aufzählen, was man alles schon nimmt. Denn wenn Medikamente aufeinandertreffen, ist das wie bei Talkshows im Fernsehen: Je mehr Beteiligte, desto unklarer ist, was dabei herauskommt.

Wichtige Medikamentengruppen

Anabolika Machen Männer männlicher. Frauen auch.

Antibiotika Gegen alles, was lebt. Sie sind inzwischen etwas selektiver geworden. Die Bakterien leider auch.

TIPP Die Einzahl von Antibiotika ist Antibiotikum. »Ich nehme ein Antibiotika« schmerzt und disqualifiziert!

Antiphlogistika Entzündungshemmer. Rheumamittel.

Antipyretika Wörtlich: Feuerlöscher. Helfen gegen Fieber.

Aphrodisiaka Immer mit »ph«, nie mit »f«. Hat nichts mit potenten Männern in Afrika zu tun, sondern mit der Liebeslust-Göttin Aphrodite. Die Mittelchen sind meist teure Placebos.

MERKE Nashornpulver ist beispielsweise nichts als Keratin. Das hat jeder an seinen Fingernägeln. Lasst die armen Tiere leben. Ihr Horn macht so spitz wie Nägelkauen!

Benzodiazepine Schlafmittel, Beruhigungsmittel, Valium und Konsorten. Sie werden auf Station, in Heimen und Allgemeinpraxen wie Smarties ausgeteilt und führen in die versteckte Sucht der Deutschen. Mehrere Millionen schlucken das Zeug täglich. »Benzos« machen müde, lahmarschig und entspannt.
Dass sich keiner über ihren Missbrauch aufregt, ist Teil ihrer Wirkung.

VORSICHT Kurzfristig für eine Operation sind Benzos super, aber spätestens nach zwei Wochen: Finger weg!

Laxanzien Abführmittel. Der Deutschen höchstes Gut ist ihr Stuhlgang. Kurzfristig sind Hilfsmittel O.K., langfristig machen sie den Darm kaputt, und man kommt gar nicht mehr zu Potte.

Anti-Tussiva Hustenmittel. Wörtlich heißt Tusse eigentlich nur: »der letzte Husten«!

Placebo – die größte Wirkung von allen

Placebo heißt wörtlich: »ich werde gefallen« und bezeichnet das spannende Phänomen, dass Medikamente helfen, auch wenn sie gar keine sind.
Sie haben Kopfschmerzen, nehmen eine Tablette, und der Schmerz lässt nach. Jetzt war in der Tablette aber gar kein Wirkstoff, sondern »nur« Traubenzucker. Der Wirkstoff steckte im Ritual und der Zuwendung. Die Vorstellung, dass es uns gleich besser gehen wird, lässt es uns gleich besser gehen. Rund 40 % der Wirkung einer Arznei ist auf diese seelische Komponente zurückzuführen. Testet man »echte« Medikamente gegen »Schein-Medikamente«, sind nur wenige »echte« klar besser.
Selbst Placebos kann man »höher dosieren«. Eine rote Pille ist stärker als eine weiße, eine Spritze allemal wirksamer als eine Brausetablette.
Gute Ärzte wissen, dass Hoffnung geben der Kern ärztlichen Handelns ist. Medizin ist in weiten Teilen eben keine Wissenschaft, sondern Kunst, Heil-Kunst. Die Kunst, dem Patienten die Zeit zu vertreiben, die der Körper braucht, um sich selbst zu helfen. Schon vor 2000 Jahren sagte ein Heiler: *»Das Wichtigste sind Glaube, Liebe und Hoffnung.«*

So viel Neues ist seitdem nicht dazugekommen.

Ist Lachen die beste Medizin?

Darf man sich überhaupt über so etwas Ernstes wie die Medizin lustig machen?
»Das Leben hört nicht auf, komisch zu sein, wenn Menschen sterben – ebenso wenig wie es aufhört, ernst zu sein, wenn man lacht!« (G. B. Shaw)

Jetzt habe ich so viel über die Arztsprache gespottet, aber wäre uns nur mit Deutsch wirklich weitergeholfen? Wo bitte ist das »Mittelohr«, etwa zwischen dem rechten Ohr und dem linken Ohr? Gleich hinter dem dritten Auge?

Oder das Wort »Einführungspreis«. Egal wie teuer die sind, für Zäpfchen zahlst du immer einen Einführungspreis.

Ich mag auch das Wort »Nichtraucher« nicht. Denn es ist eine Verneinung, keine Bejahung. Es klingt immer so nach persönlichem Versagen wie »Nicht-Schwimmer«. Als hätte man es nicht ganz bis zum Raucher gebracht.

Wir Deutschen haben die körperfeindlichste Sprache der Welt. Was gibt es schöneres als eine weibliche Brust? – O.K., zwei. Aber wie nennen wir den Gipfel der Ästhetik? Warze! Brust-Warze. Das klingt wie eine Infektion! Das englische »nippel« dagegen lädt zum Spielen ein.

Oder diese kleine Röllchen, wenn man sich in die Taille greift. Auf Französisch heißen sie »poignées d´amour«,

für den Italiener sind es »maniglie dell' amore« und auf Englisch »love handles«. Wie poetisch, in allen Sprachen diese Metapher! Das sind Griffe, um sich bei der leidenschaftlichen Liebe festhalten zu können.
Auf Deutsch: »Rettungsring«! Wer rettet uns?

»Die Ankunft eines Komödianten ist für die Gesundheit einer Stadt wichtiger als ein Eselskarren voller Medikamente«. Das sagte bereits Thomas Sydenham, einer der bedeutendsten Ärzte, vor bald 400 Jahren. Aber bis heute gibt es Kabarett nicht auf Krankenschein. Heben Sie den Kassenzettel für dieses Buch auf, ich arbeite daran, dass es in wenigen Jahren von den Kassen als Prävention übernommen wird.

Ist Lachen die beste Medizin? Ein Kind lacht 400-mal am Tag, ein Erwachsener 20-mal, ein Toter gar nicht. Ohne viel von Statistik zu verstehen: Die Tendenz ist eindeutig. Wer lacht, lebt länger. Man kann Humor aber nicht als Tablette einnehmen, nur als Haltung. Es wäre als Medikament gar nicht zugelassen: zu viele Nebenwirkungen. Weniger Herzinfarkte, weniger Infektionen und noch dazu ein gutes Schmerzmittel.
Haben Sie sich schon mal mit dem Hammer auf den Daumen gehauen? Das tut weh. Aber es macht einen großen Unterschied, ob man dabei alleine ist oder in Gesellschaft. Bist du allein, tut es lange weh. Mit jemandem in der Nähe musst du lachen, und der Schmerz lässt nach.

Wer Schmerzen hat, sollte also nicht alleine sein und etwas zu lachen haben. Dafür gibt es seit 10 Jahren in Deutschland eine spannende Bewegung mit dem Ziel, Clowns in Krankenhäuser zu bringen. Nach dem Vorbild von Patch Adams habe ich einen Verein in Berlin mitgegründet, die »Roten Nasen Deutschland«.

Im Internet unter www.hirschhausen.com finden Sie mehr darüber, wie Sie therapeutischen Humor unterstützen können. Und wie eine Rote Nase auch Ihr Leben verlängern kann!

Wie viel soll man lachen, mit wem, vor oder nach den Mahlzeiten? Gibt es Überdosierungen? Kann man sich öfter als zweimal halb totlachen?
Versuchen wir es wenigstens!

Im festen Glauben, dass Lachen die beste Medizin ist, wünsche ich Ihnen immer wieder Haha- und Aha-Erlebnisse mit »Arzt-Deutsch« und freue mich, wenn ich Sie einmal live sehen kann, z. B. bei meinem Bühnenprogramm.

Ihnen und dem Gesundheitswesen
Gute Besserung!

Ihr

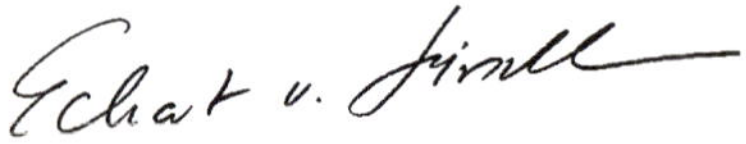

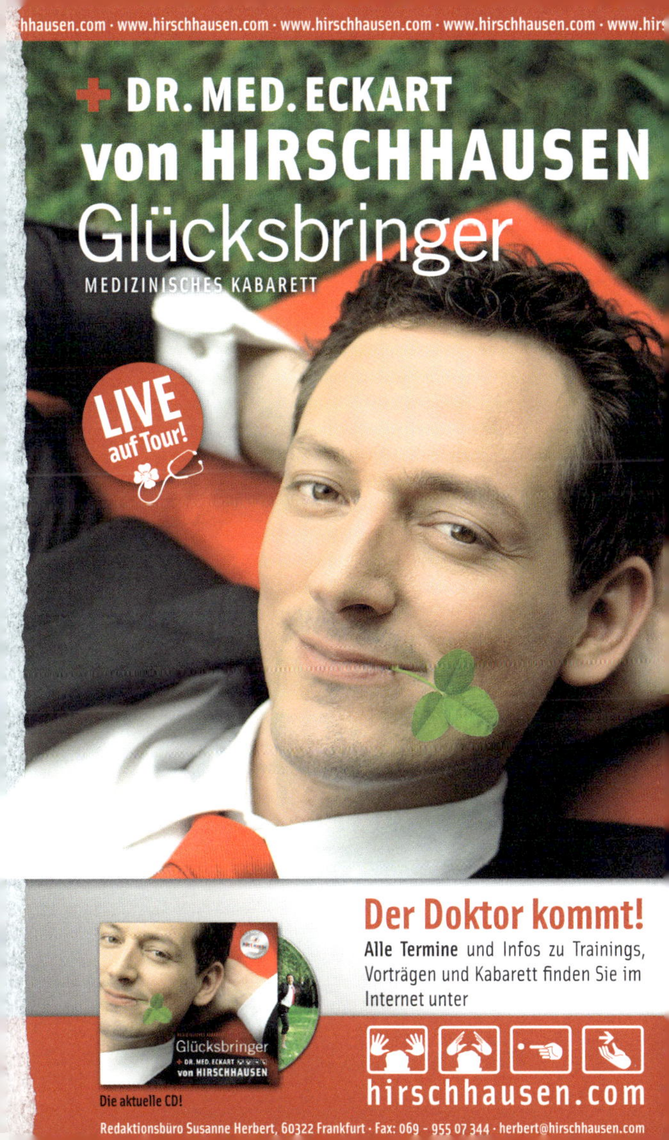
hhausen.com · www.hirschhausen.com · www.hirschhausen.com · www.hirschhausen.com · www.hirs
DR. MED. ECKART
von HIRSCHHAUSEN
Glücksbringer
MEDIZINISCHES KABARETT
LIVE
auf Tour!
Glücksbringer
DR. MED. ECKART
von HIRSCHHAUSEN
Die aktuelle CD!
Der Doktor kommt!
Alle Termine und Infos zu Trainings, Vorträgen und Kabarett finden Sie im Internet unter
hirschhausen.com
Redaktionsbüro Susanne Herbert, 60322 Frankfurt · Fax: 069 - 955 07 344 · herbert@hirschhausen.com

Was haben Männer u

Mit den Langenscheidt Sprachfüh

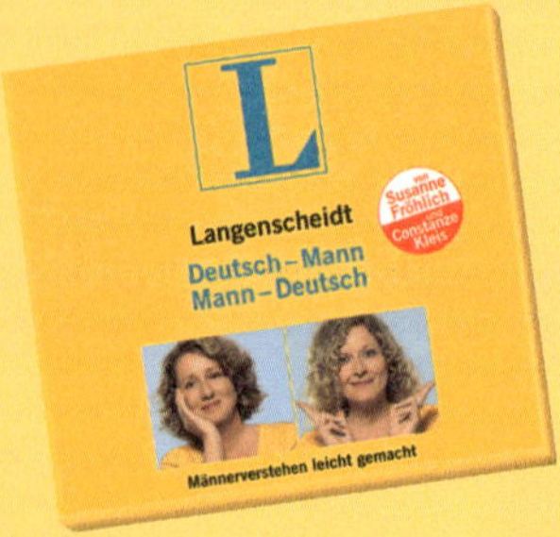

Hörbuch
Langenscheidt
Deutsch – Mann / Mann – Deutsc
gesprochen von Susanne Fröhlich
und Konstanze Kleis
Audio-CD
ISBN 978-3-468-73108-2
€ 14,95* [D] · € 15,50* [A] · sFr 28,3
*) unverb. Preisempfehlung

Buch
Langenscheidt
Deutsch – Mann / Mann – Deutsch
von Susanne Fröhlich und Konstanze Kleis
128 Seiten
ISBN 978-3-468-73111-2
€ 9,95 [D] · € 10,30 [A] · sFr 18,20

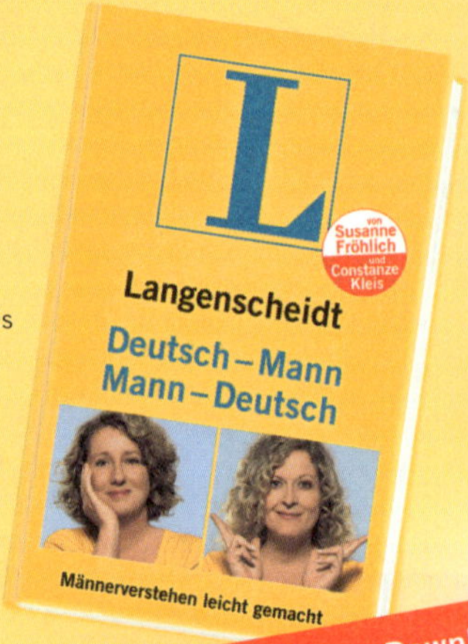

Die Bücher gibt es auch als elektronische Variante zum Downlo
www.langenscheidt.de/deutsch-mann und www.langenscheidt